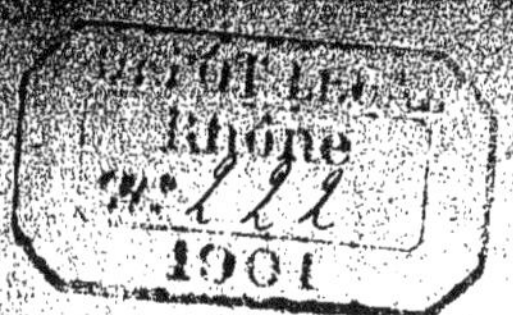

Dr Paul MAITRE
Élève de l'École du Service de Santé Militaire

ÉTUDE CRITIQUE

SUR LA

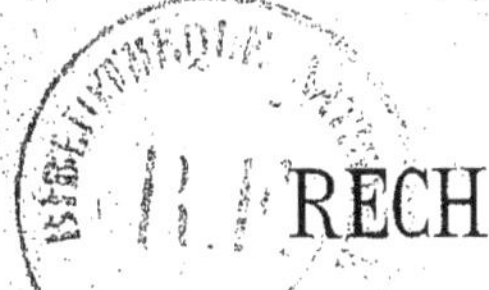

RECHERCHE DU TRAITEMENT

DE LA

TUBERCULOSE

L'INSTITUT ANTITUBERCULEUX D'HAUTEVILLE

Albert PERRELLON, Imprimeur
cours Gambetta, 32 Lyon

ÉTUDE CRITIQUE

SUR LA

Recherche du Traitement de la Tuberculose

L'INSTITUT ANTITUBERCULEUX D'HAUTEVILLE

Dr Paul MAITRE
Élève de l'École du Service de Santé Militaire

ÉTUDE CRITIQUE

SUR LA

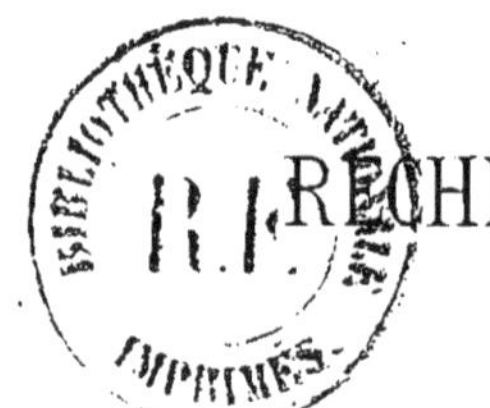

RECHERCHE DU TRAITEMENT

DE LA

TUBERCULOSE

L'INSTITUT ANTITUBERCULEUX D'HAUTEVILLE

Albert PERRELLON, Imprimeur
cours Gambetta, 32 Lyon

A LA MÉMOIRE DE MON PÈRE

A LA MÉMOIRE DE MON ONCLE
LE DOCTEUR HENRI MAITRE
Médecin-Major
Chevalier de la Légion d'honneur.

A MA MÈRE

A MON FRÈRE ET A MA SOEUR

*Je dédie ces quelques pages comme
témoignage de ma reconnaissance
et de mon affection.*

MEIS ET AMICIS

A L'ŒUVRE LYONNAISE DES TUBERCULEUX INDIGENTS

FONDATRICE DE L'INSTITUT ANTITUBERCULEUX
ET DU SANATORIUM D'HAUTEVILLE

En témoignage de profonde admiration pour les services considérables qu'elle rend à la lutte contre la tuberculose.

A MON PRÉSIDENT DE THÈSE

MONSIEUR LE PROFESSEUR ARLOING

Correspondant de l'Institut
Professeur de Médecine expérimentale à la Faculté
Directeur de l'Ecole Vétérinaire
Directeur-Inspecteur de l'Institut antituberculeux d'Hauteville
Officier de la Légion d'honneur

A MONSIEUR LE DOCTEUR L. GUINARD

Directeur de l'Institut antituberculeux d'Hauteville
Chef des Travaux de Thérapeutique à la Faculté de Médecine de Lyon
Chargé du Cours de Thérapeutique générale à l'Ecole Vétérinaire

Au début de ce travail nous sommes heureux d'adresser un témoignage public de reconnaissance à tous ceux dont la bienveillance ou l'affection nous ont été précieuses dans le cours de nos études.

A Monsieur le docteur L. Guinard, Chef des travaux de Thérapeutique à la Faculté, iront tous nos remerciements. Il nous a donné les bases de ce travail. Nous garderons de son bienveillant accueil le souvenir le meilleur et le plus reconnaissant.

Que Monsieur le Professeur Arloing, veuille bien accepter l'hommage de notre gratitude pour l'honneur qu'il nous fait en présidant la soutenance de notre thèse.

Merci à tous ceux de nos camarades d'Ecole avec lesquels nous avons eu de bonnes relations et, plus particulièrement à ceux qui furent pour nous de véritables amis.

Paul MAITRE.

INTRODUCTION

Le 6 février 1900, M. Fleury-Ravarin, député du Rhône, déposait sur les bureaux de la Chambre un projet de loi relatif à la création d'un INSTITUT ANTITUBERCULEUX à annexer au sanatorium d'Hauteville, et pour lequel il demandait une dotation annuelle de 15,000 francs.

C'était la première fois que publiquement, il était question de l'importante fondation, déjà réalisée d'ailleurs par l'Œuvre Lyonnaise des tuberculeux indigents : aussi, l'annonce de la création de l'Institut, dont le haut intérêt n'échappat pas à tous ceux qui se préoccupent de la lutte contre la tuberculose, reçut-il partout un accueil excellent, souvent enthousiaste.

On comprit parfaitement qu'en présence des ravages épouvantables que fait chaque année la terrible maladie, des mesures exceptionnelles devaient être prises, et que ce n'était pas faire trop d'honneur à la tuberculose que de créer, pour son étude exclusive, ce qui déjà existe depuis longtemps, pour des affections beaucoup moins meurtrières, telles que la rage et la diphtérie, par exemple.

On comprit que l'Institut antituberculeux, dans les conditions exceptionnelles de travail où il allait être placé, pouvait marquer une date importante dans l'histoire de la lutte contre le fléau, et on le vit naître avec la plus grande satisfaction.

Devant les commissions scientifiques et parlementaires qui eurent à s'en occuper, devant le public et devant le monde médical, il obtint d'unanimes témoignages d'approbation et de confiance.

Actuellement, l'Institut antituberculeux est construit; grâce au dévouement sans borne et à la grande activité que dépense pour le bien M. Félix Mangini, président de l'Œuvre Lyonnaise des tuberculeux ; les laboratoires vont entrer prochainement dans leur phase d'organisation intérieure, et bientôt on les verra, en plein fonctionnement, travailler sans relâche à la recherche de tout ce qui pourra servir à la connaissance du traitement et des moyens de guérison de la tuberculose.

Il n'est pas douteux que du fait de cette spécialisation d'un grand établissement scientifique, une ère nouvelle puisse s'ouvrir dans l'étude expérimentale de la tuberculose et du remède à lui opposer. Il ne s'agit pas, en effet, d'entrer dans des sentiers déjà nombre de fois battus, mais de chercher, parmi tous les travaux qui ont été publiés, ceux dont les résultats sont capables d'indiquer une orientation et de diriger les efforts à faire.

C'est ce qu'ont très bien compris les savants auxquels sera confiée la direction de l'Institut antituberculeux, et nous en trouvons la preuve dans l'exposé précis du programme de recherches qui a été élaboré et arrêté par M. le Professeur Arloing et M. le docteur L. Guinard.

Ce sont les données fondamentales de ce programme qui nous ont personnellement intéressé, et qui ont servi de base à ce travail.

Nous nous proposons en effet de passer très sommairement en revue les tentatives déjà faites, à la clinique et au laboratoire, aux fins d'arriver à trouver des remèdes et moyens de guérison pour la tuberculose et ses accidents divers.

Nous nous proposons de revoir brièvement les grandes médications mises en œuvre jusqu'ici, en faisant un exposé critique de leurs principes fondamentaux et des résultats qu'elles ont fournis.

De là, découleront des enseignements qui nous permettront d'apprécier aussi judicieusement que possible, la voie expérimentale dans laquelle l'Institut antituberculeux compte poursuivre et faire poursuivre les travaux des laboratoires d'Hauteville.

Il est aisé de comprendre que, dans notre exposé des médications de la tuberculose, il nous est impossible de citer tout ce qui a été publié; on voudra bien, par conséquent, nous permettre de nous limiter aux seuls faits qui nous ont paru essentiels pour porter un jugement, et ne pas nous accuser d'être incomplets alors que nous n'avons pas cherché à être complets.

Nous passerons successivement en revue, les agents médicamenteux, les procédés toxinothérapiques et sérothérapiques, le traitement hygiéno-diététique, en faisant la critique des résultats qu'ils ont donnés dans le traitement de la tuberculose. Puis, par l'observation et la comparaison des faits, nous essaierons de justifier les bases scientifiques dont on pourra s'inspirer désormais pour poursuivre la recherche des moyens de guérison de la maladie.

CHAPITRE PREMIER

AGENTS MÉDICAMENTEUX ET PROCÉDÉS DIVERS

MÉDICATION ANTIBACILLAIRE

C'est la médication qui vise la cause première, c'est-à-dire l'élément pathogène que presque tous les bactériologues considèrent comme le facteur le plus important à combattre, ne voulant pas tenir assez compte de l'importance du terrain. L'idée qui la guide est celle qui inspire la plupart des tentatives pharmaceutiques avec lesquelles on a cru pouvoir atteindre, stériliser ou même détruire *in situ* le bacille de Koch.

Nous verrons d'ailleurs par les expériences de Richet et Héricourt, par le rapport écrasant de Kobert au Congrès de Berlin de 1899 que c'est tout au plus si quelques unes de ces tentatives paraissent entraver la vitalité du bacille. La découverte de Koch n'a été d'aucun secours dans cette voie, et c'est plutôt la clinique que le laboratoire qui nous a enseigné l'action des médicaments dits antibacillaires. En somme par l'usage des médicaments, proprement dits, nous ne guérissons guère mieux la phtisie qu'au temps de Laënnec.

Nous nous proposons d'étudier, très sommairement et dans leurs grandes lignes, les résultats que donnent les agents médicamenteux antituberculeux et nous conclurons par la voix de professeurs autorisés en montrant qu'aucun d'eux n'est spécifique de la tuberculose.

Les agents médicamenteux antibacillaires peuvent être divisés en : Médicaments *antiseptiques* agissant sur le bacille, et médicaments *agissant sur l'organisme* en le fortifiant contre le contage et l'infection.

Nous ajouterons quelques traitements nouveaux proposés dans ces dernières années et qui ne ressortissent à aucun des deux groupes précédents.

A) Antiseptiques. — Les substances antiseptiques les plus diverses ont été préconisées contre la tuberculose pulmonaire et nous n'avons pas la prétention dans ce chapitre de les passer toutes en revue ; rappelons encore une fois que notre but est d'indiquer quels résultats on peut espérer à l'aide de ces moyens divers.

Les médicaments antiseptiques ont été administrés, par le tube digestif, par la voie sous-cutanée, en inhalation, en injections intrapulmonaires.

Les substances données par *voie buccale* sont nombreuses et nous n'en rappellerons que quelques unes.

La *créosote* et ses dérivés représentent à l'heure actuelle les plus usités. L'accord semble s'être fait assez vite sur son utilité, et, si l'on a discuté à son sujet, ce n'est guère que sur la question des doses et le mode d'administration. Cette vogue de la créosote a duré jusqu'à nos jours mais une réaction s'est faite récemment, engendrée sans doute par les exagérations de ses partisans qui ont voulu en faire une manière de spécifique de la tuberculose et en ériger l'usage en méthode systématique et exclusive.

La créosote a pourtant quelques actions manifestes : elle diminue la purulence et la fétidité des crachats et stimule la digestion. Toutefois de trop hautes doses doivent être évitées, car elles produisent au dehors des irritations stomacales et des troubles digestifs, des congestions pulmonaires, des hémoptysies et même des poussées nouvelles de bacillose. La fièvre est toujours une contre-indication du médicament. Ne peut-on interpréter ce fait en se demandant si la tolérance de certains malades pour la créosote ne tient pas à cette circonstance que les phtisies apyrétiques sont bénignes et dociles à tous les médicaments, alors que les phtisies fébriles où la créosote ne réussit pas sont réfractaires à tout traitement. Cette manière de voir en réduit singulièrement l'importance.

Tout ce que nous venons de dire peut s'appliquer au *gaïacol*, principe actif de la créosote, au *thiocol* condamné par Schnirer (5 résultats médiocres sur 32 malades). De même on peut repousser en bloc avec Marfan les agents supposés bacillicides, comme les balsamiques et essences volatiles : terpine, eucalyptol, essences de myrte, de cannelle, de Wintergreen etc., et dont les effets n'ont pas plus de valeur que les autres.

Les succès obtenus dans le traitement des abcès froids par l'*iodoforme* firent entrer cette substance dans le domaine de la phtisiothérapie. Marfan ne lui accorde cependant aucune action et s'étonne qu'on le prescrive encore quelquefois. Barth ne se prononce pas aussi catégoriquement et se contente de rappeler le pouvoir antibacillaire de l'iodoforme dans les cultures de laboratoire.

Plus brillante a été la fortune du *tannin* proposé surtout par Arthaud contre la tuberculose au début. Barth reconnaît qu'il réussit peu dans les formes aiguës mais qu'il donne parfois des succès inespérés ; affirmation assez vague d'ailleurs. Marfan est d'un avis contraire, car il prétend n'avoir eu aucun bon résultat avec ce médicament, mais il n'a traité, dit-il, que des phtisies avancées. Il y a donc désaccord, quant à l'opportunité et à l'utilité du tannin, mais, ce désaccord même n'est pas fait pour inspirer la confiance en ce médicament.

On ne saurait prédire un meilleur sort au *cantharidate de potasse* proposé par Liebreich. Ici les inconvénients sont tellement énormes : hématuries, albuminuries transitoires ou permanentes, néphrites, qu'ils surpassent les modestes avantages attribués au remède.

Certains agents antiseptiques pénétrant dans les voies respiratoires par *fumigations* et *inhalations* ont donné parfois quelques résultats. L'acide phénique, le crésol, la créosote, le goudron, des substances balsamiques et aromatiques ont été successivement essayées, de même que l'acide sulfureux, l'acide fluorhydrique, et tout récemment l'hydrogène sulfuré.

Sous l'influence de ces inhalations la toux, les sueurs diminuent, l'expectoration est moins abondante, le sommeil et l'appétit réapparaissent ; mais la disparition des bacilles dans les crachats n'a pas été notée et les lésions n'ont pas regressé. Il y a simplement diminution des phénomènes bronchitiques qui accompagnent les processus tuberculeux. Même critique des inhalations de créosote, d'aldéhyde formique (Cervello de Palerme). des lavements gazeux d'acide sulfhydrique et d'acide carbonique qui produisent seulement une amélioration des phénomènes respiratoires.

L'acide carbonique et l'acide borique en *injections sous-cutanées* ont eu quelques partisans. Tout récemment Weber de Saarbrucken préconise les injections sous-cutanées de *vaseline*, substance qui, on le sait, se décompose dans l'organisme en eau et acide carbonique. Il se guide sur des faits qui montrent l'existence d'un antagonisme entre le développement de la tuberculose et la présence dans le sang d'une certaine quantité d'acide carbonique. Il cite à l'appui de sa thèse le traitement de Bier par hypérhémie veineuse et la fréquence de la tuberculose chez les diabétiques dont le sang est pauvre en acide carbonique. Malheureusement ses résultats favorables ne sont que de 18 o/o.

Il semble que ce soit surtout par action locale qu'agissent la plupart des antiseptiques, aussi a-t-on proposé des injections antiseptiques intratrachéales, voire même des *injections intra-pulmonaires* au niveau des lésions, c'est-à-dire au sommet et dans les cavernes. On a injecté sans résultat du sublimé (Gouguenheim), et du naphtol camphré (Fernet).

On comprend facilement que ces méthodes de même que la pneumotomie, proposée il y a quelques années ne sont pas applicables contre l'infection à distance, contre la toxhémie tuberculineuse.

B) STIMULANTS DE LA DÉFENSE ORGANIQUE. — Ces médicaments donnés en vue de relever le taux de la nutrition ont été préconisés par voie buccale ou injections hypodermiques. Ils semblent agir en modifiant heureusement l'évolution de la tuberculose et en exerçant une action salutaire sur l'état général.

L'un des plus vantés est l'*arsenic* ; il réveille l'appétit et excite la nutrition par l'intermédiaire du système nerveux trophique. Mais il a une grande contre indication qui restreint beaucoup son emploi : la diarrhée et les troubles digestifs. Il ne convient guère qu'aux phtisies bénignes dont les lésions sont peu avancées et où l'appétit et la nutrition languissent.

Donnant les mêmes résultats nous trouvons les eaux arsenicales de la Bourboule et du Mont-d'Or, mais il ne faut pas perdre de vue que les bons effets de ces cures thermales sont probablement dus en grande partie à l'air et à l'altitude.

On a cru voir, il y a quelque temps, un excellent remède de la tuberculose dans le *cacodylate de soude* introduit en thérapeuthique par le professeur A. Gauthier. Ce médicament est aujourd'hui jugé par les expériences de Cafiero, qui, l'injectant à des animaux rendus bacillaires a à peine noté une survie de quelques jours sur les témoins. — Roustan de Cannes, et Cardile de Naples, indiquent de même une amélioration des principaux symptômes, mais jamais de modification des lésions pulmonaires.

Les *phosphates* font encore partie de cette classe de médicaments. On ne saurait nier qu'ils ne soient des adjuvants puissants de la nutrition, car ils compensent la déminéralisation du terrain tuberculeux, dont la phosphaturie est un des premiers signes, mais ils sont sans action sur l'évolution et la marche même de la lésion.

De même le *sel marin* ne fait qu'exciter l'appétit et compenser l'élimination urinaire.

Winternitz, au Congrès de Naples, a fait rentrer l'*hydrothérapie* dans la classe des médications qui nous occupent et a expliqué son action, quelquefois fort manifeste, par la fluxion active qu'elle produit et qui modifie les conditions de nutrition locale des parties atteintes. — L'hydrothérapie favoriserait de plus l'élimination des produits toxiques et par une sorte d'entraînement mettrait le malade à l'abri des refroidissements éventuels. Incontestablement, c'est un excellent adjuvant, mais sa valeur n'est pas supérieure à celle des autres moyens.

C) Quelques méthodes nouvelles. — Nous voulons parler ici de l'opothérapie, de la photothérapie et de la radiothérapie qui ont été proposées tout récemment. Hâtons-nous de dire que dans ce groupe encore, nous ne trouvons aucune médication spécifique.

a *L'opothérapie* n'est en réalité qu'une méthode renouvelée et non nouvelle. Elle est connue en Chine depuis plus de 10 siècles. En 1678 la *Pharmacopée française* indique contre la phtisie les préparations de poumons de renard, de même le sirop de mou de veau.

Avec les idées qui se sont fait jour dernièrement, on a eu vite fait de raisonner pour le poumon comme on l'avait fait pour le corps thyroïde : le poumon est une glande, il a donc une sécrétion interne ayant pour voie d'excrétion la veine pulmonaire. Et de fait, les phtisiques qui sont dépourvus de cette sécrétion interne n'ont-ils pas des troubles particuliers comme l'ostéopathie hypertrophiante, par exemple. Ne peut-on dire que le poumon malade a perdu du suc qui lui permettait de réagir contre la tuberculose. De là à faire des injections de suc pulmonaire il n'y avait qu'un pas. Il fut vite franchi.

Arnozan prend des extraits glycérinés de poumon de mouton et obtient quelques améliorations des symptômes chez l'homme, mais il n'obtient rien chez le cobaye qui augmente seulement de poids.

Le Professeur Arloing a fait les mêmes expériences avec le poumon d'âne, il a obtenu les résultats suivants : injecté à des lapins sains, 1/2 centimètre cube d'extrait élève la température de 1/2 degré, le lendemain tout est disparu. Avec 1 centimètre 1/2, élévation lente de 1°. Les animaux se remettent assez rapidement, mais, plus tard au bout de deux ou trois mois ils maigrissent et succombent.

Fauvel admettant que les premières muqueuses respiratoires jouent un rôle protecteur très efficace vis à vis du reste de l'appareil pulmonaire, et que les bacilles n'y sont pas détruits, a été amené à admettre l'existence à ce niveau d'une sécrétion particulière, et à faire des infusions de la muqueuse pituitaire du cheval. Il prétend avoir eu quelques bons résultats ; mais depuis 1898 on n'en parle plus.

b) *Photothérapie.* — Le point de départ est le suivant : la lumière est un grand excitant ; elle est utilisée d'ailleurs dans les cures d'altitude. De Renzi, de Naples, parle d'une boîte octogonale dans laquelle il enferme le patient et qui est éclairée intérieurement par des lampes électriques équivalant comme intensité lumineuses à 1871 bougies. Sur neuf malades il prétend avoir obtenu une guérison complète. Que dire de ce mode de traitement si ce n'est qu'il a été presque démontré qu'il provoquait chez les malades graves une recrudescence de fièvre et des hémoptysies? Seule en matière de tuberculose cutanée la photothérapie a donné quelques résultats entre les mains de Finsen, de Copenhague.

c) *Radiothérapie.* — Après la découverte de Roentgen en 1895, on devait naturellement rechercher si les rayons X n'avaient pas une influence thérapeutique. Mink en 1896, entreprit des expériences relatives à ce sujet, mais sans s'adresser diretement au bacille de Koch. L'influence sur la vitalité des microbes est très faible, mais on note sur les tissus une exagération des produits physicochimiques qui peuvent rendre les humeurs plus bactéricides, et plus en posture de résister à la tuberculose. M. le Professeur Lortet a fait des expériences intéressantes sur des lapins inoculés : alors que les témoins avaient au bout de quinze jours un ulcère, les lapins soumis aux rayons X n'avaient que de petits ganglions, et augmentaient de poids ; ils parurent résister beaucoup plus longtemps mais en réalité à leur autopsie on constata une infiltration générale du poumon en tous les points et toujours des bacilles de Koch. Rodet, a repris ces expériences, en a confirmé les résultats et même conclu à une action favorisante pour la tuberculose viscérale.

Ces tentatives nouvelles méritaient d'être citées, mais nous voyons que si elles produisent quelques effets légers et quelque amélioration plus ou moins passagère, la tuberculose malgré tout suit toujours sa marche funeste.

En somme, sans même tenir compte des récents essais dont nous venons de parler, on peut affirmer que, du côté de la thérapeutique médicamenteuse il ne semble pas y avoir beaucoup d'espérance ; les résultats n'ont cependant pas été toujours nuls, mais ils ne sont pas malgré tout des plus encourageants.

Il suffit, pour s'en convaincre, de consulter les nombreuses observations se rapportant aux effets des médicaments tour à tour employés et recommandés dans le traitement de la tuberculose, et, pour plus de précision, de se rapporter aux tentatives expérimentales plus récentes de Richet et Héricourt

Ces physiologistes ont étudié récemment l'action de la térébenthine en inhalation ou en injection sur l'évolution de la tuberculose expérimentale chez le chien. Ils ont remarqué que si la maladie est rarement guérie, l'évolution est notablement retardée, de manière à faire vivre les animaux deux fois plus de temps.

Tout dernièrement, les mêmes expérimentateurs ont publié des résultats qui confirment parfaitement ce que nous avons dit plus haut, et démontrent bien dans quelle mesure on peut avoir confiance dans une action médicamenteuse dirigée contre la tuberculose. Ils ont soumis à l'expérimentation quatorze substances très diverses comme origine et comme activité, et ils ont obtenu des résultats permettant de conclure que toutes les thérapeutiques, ou pour mieux dire, toutes les ingestions de substances thérapeutiques peuvent ralentir l'évolution de la tuberculose. Ils n'ont pas trouvé une seule médication inefficace et même les plus inoffensives substances, comme le chlorure de sodium ou l'ammoniaque, ont exercé une faible action sur l'évolution de la maladie. Que tirer de ces faits, si ce n'est la facilité avec laquelle on peut modifier la marche de l'infection tuberculineuse. D'ailleurs Héricourt et Richet notent eux-mêmes, à la fin de leur communication, que les substances étrangères à l'organisme pénétrant dans l'intimité des cellules, modifient l'affinité de ces cellules pour la tuberculine.

Ce sont assurément des résultats imparfaits, et qui, pour le moment, ne donnent pas d'indications précises sur le parti que l'on pourrait tirer des actions médicamenteuses, non pas simplement pour modifier l'évolution, mais pour combattre efficacement la tuberculose.

*
* *

Au dernier Congrès pour l'étude de la tuberculose, tenu à Berlin, en 1899, Kobert a dit ceci : « D'après une statistique embrassant les résultats obtenus par le traitement médicamenteux de 50.000 tuberculeux soignés par 200 médecins éminents qui ont bien voulu répondre au questionnaire que je leur avais envoyé, d'après des faits personnels et ceux que j'ai trouvés consignés dans la littérature, je crois pouvoir tirer les conclusions suivantes : Les expériences faites sur les animaux avec les diverses substances médicamenteuses et pharmaceutiques montrent que nous ne possédons pas encore le médicament réellement spécifique de la tuberculose pulmonaire, qui d'ailleurs au début peut être efficacement combattue par la cure de Brehmer, employée seule et sans médicaments. Pour la tuberculose miliaire, ainsi que pour la phtisie galopante; nous ne possédons encore aucune médication capable d'arrêter la marche fatale de la maladie, ni même retarder la mort.

CHAPITRE II

TOXINOTHÉRAPIE

L'arsenal pharmaceutique étant impuissant à fournir une arme sûre contre le mal, vers la toxinothérapie, on a dirigé ses efforts avec l'espoir de mieux faire ; malheureusement les échecs ont été décevants et ont rendu sceptiques.

Nous ne trouverons guère parmi les procédés toxinothérapiques que des ébauches de résultats, de simples promesses, des déboires même mais pas d'acquisition positive, rien qui puisse servir de fondement à une méthode.

Les meilleurs résultats à attendre de la toxinothérapie pouvaient être d'apporter au médecin une substance capable de prémunir l'organisme contre les atteintes du virus tuberculeux et de le guérir lorsqu'il en a subi les effets.

Pour le premier point il faudrait d'abord avoir la certitude que les produits solubles microbiens qui forment la base de la méthode, peuvent être vaccinants et que la tuberculose ne récidive pas; or c'est précisément le contraire qui est vrai : non seulement le tuberculeux est exposé à une récidive, mais une première atteinte est plutôt prédisposante; de ce chef l'avenir de la toxinothérapie ne se présente pas comme devant être très brillant.

a) La découverte de la tuberculine par Koch a été le premier pas dans cette tentative nouvelle de guérison de la phtisie. Nous n'entreprendrons point d'en donner l'histoire; d'ailleurs elle ne devait être qu'une fugace clarté dans la nuit obscure du traitement de la tuberculose où elle allait nous ensevelir plus profondément que jamais.

Rappelons brièvement que c'est vers 1890, que le professeur Koch eut l'idée d'essayer chez le cobaye l'injection sous-cutanée d'un produit extrait de cultures pures de tuberculose humaine. Il fut conduit ainsi à préparer un extrait glycériné de cultures chauffées auquel il donna le nom de lymphe et qu'on appela plus tard tuberculine. Cette lymphe contenait de 45 à 50 % de glycérine. Elle renfermait la toxine bacillaire, qui en représente la substance active, associée aux sels minéraux et aux matières colorantes.

L'expérimentation donne les résultats suivants : si on l'injecte à un cobaye sain, elle ne produit aucun effet général appréciable, à peine une légère réaction locale se traduisant quelquefois par la formation d'un abcès. Chez un cobaye rendu auparavant tuberculeux, elle détermine, au contraire, des effets extrêmement marqués, une réaction générale fébrile violente telle que parfois l'animal peut succomber. Si l'on injecte des doses plus faibles, la réaction est moins marquée et semble amener ultérieurement une amélioration de l'état morbide. Ces injections répétées à doses croissantes ne tardent pas à provoquer une sorte de mithridatisme, un certain degré d'accoutumance et la guérison s'avance pas à pas. L'autopsie des cobayes, montre sur les principaux viscères des lésions en voie de cicatrisation.

Chez l'homme l'injection de 1 centigramme de tuberculine ne détermine qu'une réaction nulle ou insignifiante. Au contraire chez les sujets en puissance de tuberculose pulmonaire, en état d'intoxication, des phénomènes graves ne tardent pas à apparaître. En même temps une violente réaction locale se produit du côté des tissus malades réaction facilement vérifiable sur les tubercules externes comme sur la peau ou à la face. D'ailleurs, cette modification inusitée des lésions bacillaires peut quelquefois aboutir à une sorte de nécrobiose, de destruction spontanée des parties malades. Toux, dyspnée, hémoptysie, tels sont les symptômes fonctionnels qui complètent le tableau inquiétant de cette intoxication. Presque tous les phtisiques réagissent énergiquement à une dose de 0 gr. 002 ou 0,001, dose que l'on peut ensuite augmenter rapidement.

Comment interprêter cette réaction générale et surtout les modifications locales. Faut-il voir là un procédé de guérison ? Les expériences ultérieures ont répondu négativement à cette question. Contrairement aux assertions de Koch qui déclarait obtenir une accoutumance telle que l'on pouvait augmenter graduellement les doses sans danger, de trop nombreuses observations ont prouvé que l'aggravation était toujours manifeste surtout dans les cas de phtisie pulmonaire.

A Lyon, MM. Arloing, Rodet et Courmont ont fait sur la tuberculine des essais nombreux et extrêmement complets qui leur ont permis de se convaincre qu'en aucun cas la tuberculine ne peut arrêter ou faire rétrocéder la tuberculose expérimentale ; bien au contraire elle favorise la multiplication et l'extension des lésions ; elle peut même précipiter la mort.

Si la tuberculine ne vaut rien comme remède, elle n'est pas meilleure comme vaccin. Non seulement les expérimentateurs précédents ne sont pas parvenus à réaliser avec elle la plus légère immunité, mais, dans plusieurs cas, ils ont vu ce produit exercer *une action prédisposante*. Ces résultats confirmatifs de ceux de Jaccoud, Dujardin-Beaumetz et Dubief vérifient l'opinion que nous exprimions dès le début à propos de la toxinothérapie.

Virchow, Fürbringer ont montré eux aussi d'une façon irréfutable le danger redoutable des injections de tuberculine. Virchow a le premier signalé les hyperhémies, les infiltrations qui se produisent autour des cavernes. C'est lui qui a insisté sur la fréquence, chez les sujets traités, de poussées tuberculeuses qu'il attribue à une véritable « mobilisation des bacilles » (Strauss, *Traité de thérapeutique appliquée*). Ces conclusions ont été confirmées par le rapport des médecins de l'hôpital Saint-Louis. « Ce que l'observation clinique montre, dit Besnier, c'est la production d'une irritation locale de nature très exsudative, avec tendance secondaire à l'atrophie, mais tendance éphémère qui ne tarde pas à faire place à une revivification des nodules tuberculeux plus active qu'auparavant.

N'est-ce pas là une condamnation sans appel ?

Ainsi, en Allemagne, la patrie même de la tuberculine, en France, dans tous les autres pays chacun est venu porter à la méthode de Koch les plus rudes coups.

Le sort de la tuberculine paraît donc désormais fixé en tant que moyen curateur. Mais il est juste de dire que cette découverte a été le point de départ de faits extrêmement intéressants, utiles même en médecine vétérinaire, et que la lymphe de Koch rend journellement pour le diagnostic de la tuberculose des bovidés, de signalés services à la santé publique. (Nocard). « C'est pourquoi, dit M. Barth, la découverte du savant berlinois ne mérite ni le dédain, ni l'oubli. »

b) D'ailleurs l'auteur lui-même ne tarda pas à reconnaître que tout produit complexe comme la tuberculine a ses dangers par ce qu'il contient des substances jouissant de propriétés opposées, c'est-à-dire prédisposantes.

Aussi, Koch, dans sa communication du 22 octobre 1891, nous apprend qu'il a tenté d'isoler à l'état pur le principe curatif de la tuberculine. Il traite sa lymphe par l'alcool absolu et obtient un produit très actif.

A la suite d'expériences pratiquées, tant sur le sujet sain que sur les tuberculeux, Koch nous dit lui-même que les effets produits ne diffèrent pas de ceux obtenus avec la lymphe brute, mais que la tuberculine épurée est simplement 40 fois plus active.

Cela suffit à nous faire une opinion sur ce mode de

traitement qui n'était qu'un nouvel échec. D'autres d'ailleurs devaient le suivre dans cette voie :

c) Hunter, par une dissociation chimique et physiologique de la tuberculine brute, arrive à obtenir des modifications qui, injectées, ont, dit-il, l'avantage de n'occasionner ni réaction générale, ni réaction locale.

c) Klebs prépare une tuberculine épurée, appelée la tuberculocidine en raison d'une action spéciale sur le bacille de Koch qu'elle réduirait à l'état vacuolaire. L'auteur cite trois cas de tuberculose osseuse où la lymphe de Koch n'avait donné que des symptômes alarmants : vomissements, céphalée, etc., et où les injections de tuberculocidine furent faites sans réaction et avec quelque succès. Malheureusement ces assertions ne furent pas confirmées cliniquement et ce produit est tombé dans l'oubli.

d) Koch qui n'avait pas oublié les déboires de sa première tuberculine en présenta en 1897 une seconde, la tuberculine TR obtenue en centrifugant une dilution de cultures pures desséchées et triturées. Les injections de TR pratiquées comme celle de lymphe ordinaire immunisent, dit Koch, contre les injections de tuberculine T, et cela sans réaction violente locale ou générale.

En fait, la tuberculine TR ne donne guère un résultat qu'en abaissant la température du malade, mais en n'agissant pas sur les lésions causales. Pour obtenir un si maigre succès n'avons-nous pas tous les antithermiques à notre disposition ?

D'ailleurs, MM. Arloing, Courmont et Nicolas, ont soumis la tuberculine TR, au contrôle de l'expérimentation et toutes leurs recherches les ont conduits à cette conclusion que la valeur curative et préventive de cette tuberculine à l'égard de la tuberculose expérimentale est *nulle*. Chez les animaux sains l'administration de la TR, étudiée au point de vue pharmacodynamique, modifie à peine les grandes fonctions et chez les animaux malades elle a paru favoriser l'extension de la tuberculose dans les ganglions lymphatiques.

Les essais cliniques de MM. Leclerc et Vaquier n'ont pas donné de meilleurs résultats.

e) Weyl, Vesely, Roux et Nocard ont obtenu aussi des tuberculines qui ont paru donner quelques résultats sur la température.

f) Maragliano en 1895 propose une tuberculine aqueuse dont il se sert pour contrôler au laboratoire la valeur antitoxique des sérums, elle possède de plus une propriété hypothermisante.

g) Schweinitz et Dorset, Berhing sont parvenus à donner des tuberculines hypothermisantes indifférentes à l'animal sain ou tuberculeux, mais qui n'ont pas été expérimentées en clinique.

Enfin, au nombre des tentatives de toxinothérapie, nous devons citer celles de Hirschfelder, de San-Francisco. Cet auteur, dont l'oxytuberculine a fait l'objet d'un travail expérimental de M. Guinard, et le sujet de la thèse du docteur Mondielli (Lyon, 1898), a été guidé par cette conception que la transformation intra-organique d'une toxine en antitoxine est la conséquence de phénomènes d'oxydation.

Son point de départ est dans l'interprétation de ce fait que Spencer Wels, en 1864, ayant pratiqué une laparotomie accidentelle dans un cas de péritonite tuberculeuse, vit, contrairement à son attente, le processus tuberculeux rétrocéder. D'où cette hypothèse que l'accès de l'air a oxydé la tuberculine des lésions et produit la guérison.

Nous n'indiquerons pas le procédé de préparation de l'oxytuberculine ; voici sommairement relatés les résultats qu'elle semble avoir donnés :

En premier lieu, le liquide injecté ne donne ni trouble local, ni réaction générale non plus. En quelques jours, la température et l'expectoration diminuent; les forces, l'appétit reviennent.

En même temps l'infiltration des sommets disparaît graduellement, si bien qu'à la fin du traitement, c'est à peine si l'on peut retrouver le moindre râle ou le moindre craquement. L'état bacillaire des crachats s'améliore au point de ne plus contenir de germes. Le résultat est durable.

Hirschfelder cite de nombreuses expériences de tuberculoses locales où son produit semble avoir donné de véritables succès, et une Commission d'étude publie le rapport suivant (*The Lancet*, 15 janv. 1898) :

1. L'oxytuberculine empêche la croissance du bacille tuberculeux ;

2. Une valeur thérapeutique réelle de l'oxytuberculine ressort des cas traités ;

3. Elle ne produit aucun effet dangereux.

Ces résultats avaient besoin d'être contrôlés : aussi M. L. Guinard a-t-il entrepris une série d'expériences sur les effets immédiats que peut produire l'oxytuberculine sur des animaux sains et sur des animaux tuberculeux. L'expérimentation a porté sur les modifications que peut produire l'oxytuberculine sur la pression artérielle, le pouls, la respiration et la température. Il en résulte que :

1° chez les animaux tuberculeux comme chez les animaux sains l'oxytuberculine ne donne lieu à aucune réaction thermique; 2° qu'injectée, même à doses élevées, dans la veine jugulaire ou dans la veine porte, elle est incapable de provoquer le moindre trouble nocif, et ne produit même pas d'effets bien apparents sur les grandes fonctions.

En résumé, quel résultat faut-il attendre de cette oxytuberculine? Le doute persiste, car nous avons vu par la rapide revue que nous avons passée au début de ce chapitre, que toutes les tuberculines proposées n'étaient pas des moyens curatifs de la tuberculose. A peine améliorent-elles un symptôme, la température, souvent elles sont dangereuses, et la lymphe de Koch est malheureusement là pour nous en donner un triste exemple.

En résumé, pour les raisons que nous donnions plus haut et que viennent de confirmer les faits ci-devant rapportés, il paraît bien évident que la prophylaxie et le traitement de la tuberculose n'ont rien à espérer des méthodes toxinothérapiques.

CHAPITRE III

SÉROTHÉRAPIES

La première tentative de sérothérapie anti-tuberculeuse a été faite par Richet et Héricourt qui tentèrent de traiter des lapins tuberculosés en leur injectant dans le péritoine du sang de chien, à la dose de 20 à 40 grammes. — La mortalité des témoins fut de 57 %, celle des transfusés de 17 %.

Bertin et Picq (Société de Biologie 1890), considérant à cette époque la chèvre comme réfractaire à la tuberculose, tentent avec quelques succès la transfusion du sang de cet animal.

Lépine, Bernheim, dirigèrent des tentatives du même genre contre la tuberculose avec le sang de chèvre ; Richet et Hericourt, Langlois et Saint-Hilaire avec du sang de chien. Pinard injecta avec quelques succès du sérum de chien à des nourrissons issus de mères tuberculeuses. — Mais ces procédés devaient être abandonnés le jour où Gilbert et Roger démontrèrent que le chien et la chèvre n'étaient pas réfractaires à la tuberculose.

Quelques essais furent faits en 1891 par Gilbert et Roger avec le sang des gallinacés. (Contribution à l'étude de la tuberculose aviaire ; Congrès pour l'étude de la tuberculose, juillet 1891). — En présence de ces tentatives presque infructueuses, on essaya d'immuniser d'abord avant d'employer leur sérum, les animaux contre la tuberculose. Les résultats auxquels arrivèrent par ces procédés Grancher et Martin, Straus, Courmont et Dor, Redon (Soc. de Biologie, 1895), furent des plus contradictoires.

Babès et Proca, en 1896, dans un rapport à l'Académie des sciences, prétendent avoir employé avec quelque succès un sérum provenant d'animaux auxquels on a injecté de la tuberculine aviaire et humaine, puis de la tuberculose aviaire et enfin humaine.

En somme, toutes ces tentatives n'ont pas seulement une bonne moyenne de résultats à nous donner, et en aucune nous ne trouvons le traitement spécifique si longtemps cherché de la tuberculose.

D'ailleurs, la base même de toutes ces sérothérapies est fausse. Comment d'une telle prémisse découlerait-il une conclusion vraie ? L'état réfractaire des animaux employés : âne, chèvre, chien, n'est que très relatif. La contagiosité n'est qu'affaire de nuance et la nature agit là comme partout par gradations insensibles et non par sauts. Il y a une simple question de degré, de terrain favorable, de réceptivité, et nous avons là encore une preuve de lésions et d'accidents très différents comme conséquence immédiate d'une seule et même cause. Comment nierait-on ensuite l'importance du terrain ?

De plus, si les sérothérapies ci-dessus indiquées ont donné quelques résultats, ce n'est jamais qu'au laboratoire, et en réalité, si quelquefois les injections ont ralenti le processus morbide, aucun cas sérieux de guérison n'a été communiqué au point de vue clinique.

A peine a-t-on noté chez certains tuberculeux quelques améliorations dans les symptômes ; diminution de la fièvre, des sueurs, stimulation de l'appétit, retour très passager des forces. Mais n'a-t-on pas des résultats analogues en injectant du simple sérum artificiel ?

Lorsqu'en janvier 1896, Maragliano présenta au congrès de Bordeaux le perfectionnement qu'il apportait à la sérumthérapie de la tuberculose, sa communication fit grand bruit dans le monde médical. Maragliano appuyait sa technique sur des statistiques nombreuses et importantes, très favorables, dues aux diverses cliniques médicales italiennes et à la clientèle privée.

Dès la première heure la nouvelle méthode eut de chauds partisans à côté de tenaces détracteurs. Malgré l'accueil plutôt un peu froid d'abord, puis un peu plus favorable qui lui fut fait en Italie et en France le sérum de Maragliano n'a pas eu grand retentissement dans les autres pays de l'Europe. Les quelques observations qu'on peut y recueillir ne sont pas en général en faveur du traitement.

Revilliod, professeur à la clinique médicale de l'Université de Genève fit expérimenter le sérum dans son service. Les résultats obtenus furent très sensiblement inférieurs à ceux que Maragliano avait fait connaître.

Il eut sur 25 malades : 3 en voie de guérison, 12 améliorés, 3 stationnaires et 7 désespérés. Le symptôme le plus favorable observé fut l'apyrexie. Le Dr Zanoni croit que l'on peut attribuer à cette action antipyrétique les cas améliorés.

Si les résultats du Dr Zanoni, quoique notablement plus faibles que ceux du Dr Maragliano, s'en rapprochent cependant beaucoup, ceux qu'a enregistré Mlle Czyzowska sont bien supérieurs. Les observations n'ont porté que sur 16 cas dont quelques-uns déjà un peu avancés, il est vrai, en proie aux affections secondaires contre lesquelles le sérum est impuissant.

Dans cette série d'observations il y a eu : 2 améliorés, 4 stationnaires, 4 aggravés et 5 morts.

En somme la conclusion est :

	Guéris	Améliorés	Stationnaires	Empirés	Morts
	—	—	—	—	—
Pr Maragliano	16 o/o	48 o/o	25 o/o	8 o/o	»
Dr Zanoni	11	44	19	20	»
Dr Czyzowska	0	13	26	26	33 o/o

Comme on le voit les résultats obtenus sont loin d'être favorables à la méthode de Maragliano, et c'est à cette conclusion essentielle qu'est arrivé aussi notre ancien camarade le Dr Grenier de Cardenal à la suite des essais cliniques qu'il a fait du sérum de Maragliano, dans le service du Professeur Teissier, à Lyon.

Dans une seule de ses observations, Grenier de Cardenal a constaté l'action antithermique du sérum de Maragliano ; dans toutes les autres, l'administration de ce sérum a amené une réaction se produisant le plus souvent le lendemain de l'injection, soit par une ascension unique, soit par une suite d'ascensions successives. Cette réaction était d'autant plus accusée que la maladie était plus avancée. Contrairement à ce que prétendent les Italiens, Grenier de Cardenal n'a jamais vu les bacilles disparaître totalement des crachats et fait remarquer que des malades soumis au sérum et considérés d'abord comme guéris ont succombé au bout d'un certain temps à la tuberculose. Comme conclusion essentielle qui nous fixe bien sur l'opinion qu'on a pu se faire à Lyon du sérum de Maragliano, de Cardenal termine en disant que si le sérum a parfois une action antithermique, il est souvent infidèle et quelquefois dangereux. Ces conclusions, confirmées d'ailleurs par d'autres auteurs, n'ont pas refroidi l'enthousiasme du professeur de Gênes et de ses élèves qui, au congrès de Naples, ont encore fait l'apologie du fameux sérum.

Malgré tout le bruit fait, nous restons sous l'impression des conclusions précédentes et nous ne pensons pas qu'il faille accorder une réelle efficacité au sérum de Maragliano, qui, tout au plus, doit avoir pour effet de neutraliser certaines toxines et d'exalter, peut-être, les propriétés vitales des tissus.

Ses indications doivent être très limitées.

Le sérum de Maragliano est plutôt une médication *antidotique* qu'une médication *anti-infectieuse*, une médication *antituberculineuse* plutôt qu'une médication *antituberculeuse* ; les injections paraissant agir plutôt contre l'intoxication tuberculineuse continue que contre l'infection et la tuberculisation.

Ecoutons, d'ailleurs, le professeur Landouzy : « Je crois voir dans le sérum de Maragliano une efficacité contre la toxinémie tuberculineuse et non contre l'infection tuberculeuse elle-même; ce sérum semblant doué, contrairement à ceux que nous savons être à la fois antimicrobiens et antitoxiques (sérum antidiphtérique, sérum antipesteux) de fonction *antituberculineuse*. Il semble agir bien plus contre la toxinémie secondaire de la tuberculose que sur la maladie causale.

« Si les choses sont ce que les expérimentations aussi bien que les injections faites à mes malades m'ont permis de penser. il en résulte qu'une seulement des faces du problème therapeutique antiseptique a été abordée par Maragliano. Si nous avons dans son sérum aujourd'hui mieux qu'hier, un moyen quasi spécifique de traiter le *tuberculineux* et de le débarrasser parfois, des inconvénients, des souffrances et des dangers de sa toxinémie, il reste encore et surtout, à trouver le moyen de mordre sur la tuberculose en tant que maladie microbienne infectieuse. »

Et semblant entrevoir dans un avenir prochain la découverte d'un sérum vraiment spécifique, le professeur Lanzouzy ajoute : « La bacillose et la tuberculose préludent, en tant que maladies infectieuses, à la tuberculinose, maladie toxique, il est clair que les médications qui, chez les néotuberculeux, arrêteraient la maladie à ses premiers stades d'irritation inflammatoire réactionnelle, feraient si bien, qu'on n'aurait plus guère besoin de recourir à l'agent spécialement antidotique de la tuberculine. Au reste il est probable que si on trouve demain le sérum antituberculeux il en sera de lui comme du sérum antidiphtérique, qu'il jouira des doubles propriétés antimicrobiennes et antitoxiques. »

Mais d'autres essais encore devaient-être tentés :

Gilbert, de Genève, eut l'idée d'injecter comme sérum le liquide pleural de la pleurésie dite à frigore, qui renferme une substance voisine de la tuberculine de Koch. Les expériences portent sur 21 cas de malades atteints de pleurésie tuberculeuse ; la résorption de l'épanchement s'est faite, dit-il, en trois semaines, mais est-ce là un résultat brillant et les méthodes thérapeutiques anciennes ne donnent-elles pas des succès aussi rapides ?

Au congrès de Berlin en 1899, Von Schweinitz, de Washington, dit avoir obtenu en immunisant les chevaux, bœufs, ânes, par les injections sous-cutanées de cultures tuberculeuses peu virulentes, un sérum qui agissait d'une façon curative dans la tuberculose expérimentale des animaux. Au sanatorium Liberty de l'État de New-York, on constata par cette méthode 19 guérisons pour 100. Mais ce pourcentage n'est-il pas insignifiant ! et quelle part revient exactement au sérum ?

En somme, tout reste à faire dans la question de la sérothérapie, et elle n'a pas un véritable succès à son actif.

Et nous ne pouvons mieux conclure sur ce chapitre que de citer ces mots du professeur Landouzy : « La « sérothérapie antiphtisique ne me paraît pas encore à « la veille de supplanter les médications qui, sans être « nullement spécifiques, telles la suralimentation, les « cures d'air disciplinées, vécues sans soucis, sans fati- « gues, amènent tant de tuberculeux à guérison. »

Cette opinion nous conduira à parler des sanatoria, mais auparavant, nous croyons pouvoir citer ici les conclusions d'expériences faites par MM. Arloing et

Guinard, qui semblent, mieux que les autres peut-être, indiquer ce que l'on peut attendre exactement des sérums antituberculeux.

Dans la communication qu'ils ont faite au dernier Congrès international de médecine, ces expérimentateurs rappellent que depuis que Behring et Knor (1895) ont démontré la présence d'une antituberculine dans le sang des animaux traités par la tuberculine, un grand nombre d'expérimentateurs, parmi lesquels Neumann et Humbel, Maffucci et di Vestea, Babès et Proca, Maragliano, Schweinitz, Behring, ont tenté d'obtenir des sérums anti-toxiques, auxquels ils ont demandé aussi des propriétés antituberculeuses.

Les moyens employés ont été très variés et parfois compliqués comme à plaisir.

Les auteurs se sont demandés si l'on ne pourrait pas obtenir un résultat satisfaisant avec des moyens simples et, dans l'affirmative, quel serait le meilleur. De plus, sachant que l'antitoxine est un produit de réaction dont les qualités sont liées plus ou moins étroitement à celles des substances qui ont provoqué la formation, ils se sont demandés aussi s'il y avait intérêt à employer, au titre de matière provocatrice, l'un ou l'autre des produits qu'ils avaient retirés des cultures du bacille de Koch, en bouillon, et dont ils avaient étudié les propriétés physiologiques devant le Congrès pour l'étude de la tuberculose, Paris, 1898,

Ils ont d'abord préparé une série de sérums en s'adressant à la chèvre. Six de ces animaux furent soumis, séparément, aux injections suivantes :

1° Bacilles de Koch très actifs ; 2° tuberculine brute

de l'institut Pasteur ; 3° tuberculine brute préparée par eux ; 4° tuberculine préparée par décoction (à 85°-90°) des bacilles retirés des cultures ; 5° tuberculine préparée avec le bouillon de culture débarrassé de la partie précipitable par l'alcool ; 6° tuberculine faite avec la partie précipitable par l'alcool.

La valeur de ces sérums fut essayée, en l'opposant à l'action de la tuberculine, sur des cobayes tuberculisés expérimentalement, selon le procédé de Behring et Knor.

Le sérum des trois premières chèvres s'est montré pourvu d'excellentes propriétés anti-toxiques. Cependant celui de la chèvre inoculée avec des bacilles vivants et virulents était supérieur aux deux autres.

Le sérum des trois dernières chèvres possédait aussi quelque propriété antituberculineuse, mais à un degré beaucoup moins élevé ; pourtant le sérum de la chèvre imprégnée avec la tuberculine préparée à l'aide des produits d'un bouillon de culture moins la partie précipitable par l'alcool, était passablement actif ; ensuite venaient, mais fort en arrière, le sérum de la chèvre imprégnée avec la décoction de bacilles et celui de l'animal imprégné avec le précipité alcoolique.

MM. Arloing et Guinard eurent l'occasion de comparer le sérum de leur chèvre 1 avec le sérum de Maragliano ; ils ont constaté que ces sérums étaient équivalents.

Le bœuf offrant aux bacilles de Koch inoculés sous la peau une résistance analogue à celle de la chèvre, ils ont inoculé une génisse à plusieurs reprises. Aujourd'hui cet animal fournit un sérum dont l'activité est voisine de celle du sérum de leur chèvre tuberculisée.

Ils concluent que la réaction de l'organisme qui provoque au plus haut point le développement de la substance antituberculineuse est celle qui suit les inoculations de bacilles de Koch vivants et virulents sous la peau, pourvu que le producteur de sérum soit un animal chez qui l'inoculation sous-cutanée n'entraîne pas de généralisation tuberculeuse. Les tuberculines partielles, comme substances provocatrices, ne donnent pas, à beaucoup près, des résultats aussi bons.

Dans les conditions où elles ont été faites, ces expériences démontrent qu'on peut trouver dans le sérum des animaux soumis à des inoculations de bacilles de Koch, sous la peau, des substances *antituberculineuses*, c'est-à-dire capables, chez des sujets en puissance de tuberculose, d'atténuer ou même de s'opposer aux accidents que produit chez eux la tuberculine.

Mais il ne peut pas leur faire dire autre chose et MM. Arloing et Guinard ne pensent pas que leur sérum ait une valeur curative réelle. Ils estiment simplement qu'il pourra peut-être rendre des services chez les tuberleux qui, au cours de leur maladie, présentent des accidents plutôt liés à une poussée infectieuse, à une intoxication par les produits solubles, qu'à une modification dans l'état des lésions.

Pour confirmer ces faits, des essais cliniques sont en cours, et MM. Arloing et Guinard en feront connaître plus tard les résultats.

Quoi qu'il en soit la conclusion est toujours la même. Dans les sérums on trouvera peut-être des éléments à opposer à la *tuberculinisation* mais difficilement des agents curatifs.

CHAPITRE IV

TRAITEMENT HYGIÉNO-DIÉTÉTIQUE

L'impuissance de toutes les méthodes que nous avons passées en revue, et le rapport même de Kobert au congrès de Berlin, dans sa décevante concision nous montrent que dans la généralité des cas et quel que soit son degré *quand la tuberculose guérit, elle guérit spontanément par les seuls efforts de la nature.*

Il ne nous reste donc qu'à suivre les vieilles méthodes d'hygiène qu'enseignait déjà Hippocrate, quand il recommandait aux phtisiques la vie sobre, l'exercice modéré et le régime approprié. Tout doit se borner à seconder par tous les moyens, la *natura medicatrix*, les efforts spontanés de la défense organique.

Faciliter, favoriser les efforts, tel est le traitement de la tuberculose qui semble le plus rationnel dans l'état actuel de nos connaissances cliniques et thérapeutiques.

Quelle formule aura donc ce traitement hygiénique?

Brehmer et son élève Dettweiler l'ont résumée en trois mots :

Repos étendu ;
Aération et respiration à l'air libre ;
Suralimentation.

Nous n'entreprendrons pas de donner de longues explications sur la valeur de ces trois facteurs importants et nous rappellerons seulement qu'ils constituent le principe immuable du seul traitement en vigueur et rigoureusement appliqué dans les sanatoria.

Cependant avant d'aller plus loin et à propos de la suralimentation qui joue un rôle si important dans le traitement de Brehmer, il faut rappeler que l'efficacité en a été reconnue cliniquement depuis longtemps.

Forster en 1866, fait à l'Académie des sciences une communication de l'influence favorable de l'ingestion de la *viande crue*. Dobove, Grancher, Daremberg s'accordent plus tard à reconnaitre les mêmes faits.

Enfin Richet et Héricourt ont étudié expérimentalement la méthode à laquelle ils ont donné le nom de *zomothérapie*. Leurs expériences ont porté sur un total de 328 chiens qu'ils ont séparé en deux lots. Chez ceux soumis au régime intensif et exclusif de la viande crue ou de suc de viande crue exprimé par pression, ils ont constaté une survie de 300 jours sur les témoins ; la viande cuite, au contraire, ne donne rien. Le traitement par la viande crue ou le jus de viande crue peut d'ailleurs être préventif, en même temps que spécifique et thérapeutique sur l'évolution bacillaire.

Richet invoque, pour expliquer ces faits, un pouvoir antitoxique du plasma musculaire contre les toxines de Koch, et fait valoir en ce sens le rôle préventif et la rareté de la tuberculose des muscles. Une autre hypothèse est que, sous l'action des sucs musculaires, les cellules nerveuses deviennent moins aptes à fixer les poisons : le chimiotaxisme devient négatif.

D'autres auteurs, comme Chantemesse, ne veulent voir dans la zomothérapie qu'une question de suralimentation.

Quoiqu'il en soit, ces faits méritaient d'être cités parce qu'ils démontrent comment des faits d'observation, connus depuis longtemps en clinique, peuvent être confirmés et expliqués par les conclusions formelles de l'expérimentation.

Les tentatives de Richet et Héricourt sont des plus intéressantes, mais il ne faut pas leur faire dire plus que les auteurs eux-mêmes ont voulu leur faire dire. En somme, il s'agit de résultats obtenus chez le chien, et, avant de généraliser et de conclure à l'efficacité de la méthode dans le traitement de la tuberculose humaine, il faut en avoir la preuve. Les essais cliniques sont à faire ; ils devront être extrêmement nombreux avant d'autoriser à conclure.

Mais nous revenons à notre sujet et nous répétons que c'est avec les trois facteurs *repos, aération* et *suralimentation*, qu'on peut le mieux espérer traiter et guérir la tuberculose pulmonaire. Mais comment, dans quelles conditions et dans quelle mesure ce traitement peut-il être appliqué ?

« Pour les privilégiés de la fortune, dit M. Guinard, pour les gens aisés, c'est extrêmement simple ; ils trouveront toujours, et pour cela les conseils du médecin les guideront au besoin, l'endroit favorable où, à une bonne alimentation, ils pourront associer le repos et la respiration au grand air. Ils ont même la facilité, étant données les ressources dont ils disposent, de pouvoir choisir, suivant les cas, les pays où, à ces trois facteurs principaux, il leur sera possible d'ajouter ce que le professeur Landouzy appelle les *adjuvants thérapeutiques*, adjuvants dont il faut se garder de méconnaître la valeur et qui se trouvent dans les influences d'altitude et de climat, dans les propriétés diverses de certaines stations thermales et minérales, dans certaines cures médicamenteuses spéciales. Il faut bien savoir, en effet, que si le traitement de la tuberculose pulmonaire peut être réalisé partout où il existe un air pur et où les variations de la température ne sont pas trop brusques, *il est singulièrement favorisé par certaines influences physiques et climatériques, notamment par l'altitude.* »

Beaucoup plus complexe devient la question quand il s'agit des tuberculeux de la classe ouvrière, de la masse du peuple, de l'ensemble des gens qui vivent au jour le jour, sur un traitement ou sur un salaire juste suffisant, des indigents et des pauvres. Pour ceux-là, comment concevoir la réalisation de la formule qui constitue le seul traitement rationnel à leur prescrire ?

N'ayant ni le temps, ni les moyens de se soigner, alors qu'il importerait essentiellement qu'ils puissent le faire dès les premières atteintes du mal, ils attendent, poursuivent leur existence journalière, souvent faite de misère et de privations forcées ; ils continuent de travailler autant qu'ils le peuvent, et c'est seulement quand ils sont trop malades, quand ils ne peuvent plus lutter, qu'ils se présentent à l'hôpital, où ils sont reçus, le plus souvent, trop tard pour être utilement soignés.

Mais l'espoir de leur venir en aide existe maintenant

et se trouve dans l'idée du sanatorium populaire, idée féconde en résultats heureux, si l'on en juge par ce que ces établissements ont déjà donné dans les pays où ils sont nombreux, en Allemagne et en Suisse notamment.

Pour le tuberculeux indigent, le sanatorium est l'endroit où, d'une façon méthodique et disciplinée, le traitement rationnel sera appliqué et ordonnancé ; c'est l'asile où, non seulement on lui apprendra à se soigner en se guérissant, mais où on lui enseignera les moyens de ne pas devenir un danger pour les autres.

Il se présente donc sous ce double aspect : procédé de cure pour les malades ; procédé de prophylaxie et de protection pour ceux qui ne sont pas contagionnés.

Du reste, les résultats obtenus dans les sanatoria sont fort encourageants et méritent d'être cités. En voici quelques uns :

Le sanatorium de Göbersdorf, fondé en 1854, par *Brehmer*, donne comme statistique en 1888 : sur 554 pthisiques, 49 guérisons complètes 9 °/₀ et 71 guérisons relatives soit une proportion totale de 22 °/₀.

La statistique du *Dr Turban*, au *sanatorium de Davos*, publiée en 1899, porte sur 408 malades classés de la manière suivante :

1er Stade : altérations légères des poumons, d'une étendue inférieure à celle d'un lobe. 60 °/₀ de ces malades n'avaient point de bacilles dans les crachats, mais le diagnostic était néanmoins certain, car il y avait toujours de la fièvre des sueurs, de la submatité et des craquements.

2e Stade : Altérations légères étendues à un ou deux

lobes, ou bien lésions plus avancées, n'occupant que le volume d'un lobe. 10 °/° n'avaient pas de bacilles.

3° Stade : Cas plus avancés ou plus étendus que les précédents. 2 °/° n'ont pas de bacilles.

La moitié des malades étaient au second stade, un quart au premier stade, un quart au troisième stade ; presque tous étaient atteints de tuberculose pulmonaire depuis plus de six mois, ils ont séjourné au sanatorium de un à trois mois :

Le tableau suivant résume les résultats immédiats obtenus :

	1er STADE	2e STADE	3e STADE	En bloc pour tous les malades
Morts	0 0/0	1 0/0	11 0/0	3,4 0/0
Non améliorés	2	15	47	20
A........................	82	37	4	39
B........................	15	36	19	26
A + B	97	73	23	65
C........................	2	25	65	30
Améliorés................	91	84	42	80

Les malades A sont ceux qui sont redevenus aptes au travail et dont l'état pulmonaire est resté stationnaire ou s'est amélioré.

Les malades B ont également leurs lésions améliorées ou stationnaires, mais leur activité est un peu diminuée.

Les malades C sont ceux dont l'aptitude au travail est nulle, parmi eux les uns sont améliorés, les autres aggravés.

STATISTIQUE DU SANATORIUM DE LEYSIN

79 Malades

MALADES DU 1er DEGRÉ : 15

Guéris...............	8	= 53,3 o/o
Améliorés...........	5	= 33,3
Stationnaires.........	2	= 13,3

MALADES DU 2e DEGRÉ : 22

Guéris...............	2	= 9,09 o/o
Améliorés...........	19	= 86,3
Stationnaires.........	1	= 4.5

MALADES DU 3e DEGRÉ : 42

Améliorés...........	21	= 50 o/o
Stationnaires.........	7	= 16,6
Aggravés.............	10	= 23,8
Décédés..............	4	= 9,5

Il est intéressant de noter les 53 de guéris à la première période. Ces chiffres n'ont rien d'absolu et il faut être réservé sur l'avenir de ceux dits guéris. Toutefois même en tenant compte du déchet probable, le résultat est encourageant.

Cette rapide statistisque montre tout l'avantage qu'ont les malades à se soumettre le plus tôt possible à un traitement hygiénique et rationnel, et combien ils augmentent par là leur chance de guérison.

Aussi l'épreuve favorable des sanatoria pour *riches* a-t-elle conduit naturellement les Etats, les Sociétés de bienfaisance, à créer des sanatoria non payants pour la classe pauvre, et en Allemagne, en Autriche, en Angleterre, en Suisse, aux Etats-Unis, les sanatoria pour *indigents* sont déjà très nombreux.

Les établissements du même genre sont malheureusement très rares en France ; il existe quelques sanatoria privés, et peu importants d'ailleurs, pour la classe riche, mais pour les indigents adultes, *deux* sanatoria seulement sont ouverts.

Le premier en date est celui de Hauteville en Bugey dont le Dr Dumarest est directeur et qui a été fondé par l'Œuvre lyonnaise des tuberculeux indigents sous la présidence de M. Félix Mangini. Le second est celui d'Angicourt (Oise), dirigé par le Dr Plicque. Il appartient à l'Assistance publique.

Mais le mouvement parti de Lyon parait s'accuser ; dans un grand nombre de villes des œuvres se constituent pour construire des sanatoria, de telle sorte, que bientôt les malheureux atteints de tuberculose et condamnés faute de soins rationnels et en raison de l'insuffisance de leurs ressources, à une mort presque certaine, trouveront dans les campagnes un asile et un traitement qui leur assureront une amélioration toujours, la guérison souvent.

La Société d'ailleurs n'en recevra-t-elle pas une récompense immédiate ?

Comme si le bienfait remontait naturellement à sa source, la diminution de la tuberculose sera parallèle aux efforts destinés à la combattre et, la contagion diminuant avec les malades traités aux sanatoriums, les familles riches se verront souvent épargnées là où aujourd'hui souvent elles sont cruellement frappées.

Comment faut-il donc envisager ces sanatoriums ?

Un sanatorium doit-être : *fermé, discipliné, aseptique* dit le professeur Grancher. Plus il se rapprochera de l'idéal de ces trois termes, plus il comptera de succès. Les types peuvent varier selon l'orientation, l'altitude, l'exposition, l'organisation intérieure de l'établissement, le traitement pharmaceutique, mais les règles principales ne varient pas, elles se résument dans les trois termes énoncés plus haut.

Tout le monde connaît aujourd'hui, la valeur indéniable de la formule hygiéno-diététique. Mais combien de façons d'appliquer la règle de la part du médecin, combien d'hésitations, de variations, d'incertitudes même de la part du malade. Aussi le sanatorium doit-il être conduit d'une main énergique et avec un budget fort large. Le régime qu'on y impose, a quelque chose d'un peu brutal dans l'application, mais les bons résultats qu'il donne, encouragent bien vite ceux qui s'y soumettent et l'acceptent en entier. D'ailleurs, on ne doit pas oublier qu'il ne convient pas à tous les tuberculeux et qu'une sélection judicieuse est nécessaire parmi les malades appelés à entrer au sanatorium.

Qu'appelle-t-on en effet dans toutes les statistiques, une guérison *absolue* ? C'est le résultat obtenu sur des malades qui ne toussent plus, ne crachent plus et ont un état local très amélioré ou en voie de cicatrisation et n'ont plus de bacilles. Bien que guéris ces malades doivent cependant toujours se surveiller, éviter les fatigues sérieuses et les refroidissements, car ils sont toujours des fragiles.

Quant aux *guérisons relatives* qui laissent encore persister quelques signes et quelques symptômes, il importe encore davantage, pour les maintenir que, le malade se soumette à un régime fort sévère et ne commette aucune faute.

A plus forte raison les améliorés sont-ils des malades confinés à une vie très limitée s'ils ne veulent pas perdre le bénéfice de leur cure au sanatorium.

Enfin le faible chiffre des morts montre, ce que tous savent, qu'une sélection sérieuse doit présider à l'entrée des malades au sanatorium, car pour les cas trop avancés la cure hygiéno-diététique n'a pas plus de valeur que tout autre traitement.

Ainsi en réunissant toutes les conditions de succès : trilogie thérapeutique de Brehmer, science et autorité du médecin, confortable de l'établissement, le sanatorium donne des résultats excellents, de beaucoup supérieurs aux autres, mais seulement chez les sujets encore susceptibles d'amélioration ou de guérison.

Le sanatorium ne s'applique donc pas malheureusement à tous les cas de tuberculose ; et pour en retirer tout le bénéfice, il faut, autant que possible, y envoyer les malades dès les premières atteintes, dans la toute première période de la maladie. Les cas trop avancés n'en profiteraient pas et ne feraient que tenir une place plus utilement occupée par d'autres.

Voici, à titre de spécimen, le règlement d'entrée dans le sanatorium de Davos fondé par la ville de Bâle pour ses pauvres : On se propose, dans cet établissement, une amélioration *en trois mois* :

CONTRE-INDICATIONS :

1) Constitution faible, même s'il n'existe qu'un catarrhe des sommets ;

2) Les cas avancés de formation caverneuse, de fièvre hectique et d'amaigrissement considérable ;

3) Extension du processus tuberculeux à tout un poumon ou lésion considérable des deux poumons avec déduction par trop grande de la surface respiratoire, même à marche chronique ;

4) Forte participation du larynx à l'affection ;

5) Albuminurie ; diabète très prononcé ;

6) Emphysème étendu ;

7) Graves lésions du cœur et artério-sclérose ;

8) Alcoolisme.

INDICATIONS :

1) Hérédité, tuberculose larvée compliquée d'anémie, de gastrite chronique ;

2) Phtisie au début, catarrhe du sommet ;

3) Infiltration des sommets du poumon ;

4) Destruction commençante, existence de cavernes lorsque la perte de substance est faible et que le processus pathologique ne progresse pas rapidement et ne se complique pas de fièvre continue ;

5) Exsudats pleurétiques de nature non purulente sans penchant à la résorption.

Ainsi, nous le voyons par cette sélection même, le sanatorium bien que représentant le traitement le plus rationnel et le plus sûr, ne s'applique pas à tous les malades. Il y a des malades, des infortunés de toutes classes, pour lesquels on ne peut rien faire. Notre impuissance est souvent complète à les tirer du mal, car en somme le *traitement spécifique de la tuberculose* n'existe pas.

Rendons justice cependant aux sanatoriums qui, aidés des méthodes thérapeutiques comme la cure hydro-minérale et certains médicaments, constituent à l'heure actuelle la méthode de choix et, pour cela, nous ne saurions mieux faire de citer ces paroles du professeur Landouzy :

« La cure de sanatorium, dit-il, n'est pas seulement une leçon de choses pour les thérapeutes qui, par elle, ont appris la posologie des meilleurs remèdes dont nous puissions disposer : l'aération et l'alimentation; la cure de sanatorium est encore une leçon de choses pour les malades qu'elle convertit à deux idées qui manquent à l'éducation du public : la curabilité de la tuberculose d'abord, son évitabilité ensuite par la guerre faite aux expectorations bacillaires. Aussi n'y a-t-il rien de paradoxal à prétendre que les sanatoriums, montrant aux yeux ces deux vérités éclatantes, travaillent autant à la sauvegarde de tous qu'à la guérison des deshérités de la santé et de la fortune auxquels ils ouvrent les portes.

« Autant de sanatoriums populaires ouverts demain, autant d'hôpitaux fermés dans un avenir non lointain puisque par la prophylaxie et le traitement en établissements fermés, les sources et occasions de contagion se feront rares. »

Nous dirons plus, et cela sans aucune hésitation ; le sanatorium n'est pas seulement le meilleur moyen à préconiser pour le traitement des tuberculeux indigents, il doit être conseillé aux malades de toutes catégories et de toutes classes, même à ceux qui auraient les moyens de suivre la formule isolément et de se constituer un home-sanatorium privé.

Il réalise, en effet, un certain nombre de conditions et d'avantages que l'on trouve difficilement en dehors de lui ; c'est la discipline, la régularité parfaite dans le genre de vie et l'application du traitement, la présence constante d'un médecin qui veille à l'exactitude parfaite du régime imposé, évite tous les écarts qu'une vie aussi uniforme entraîne parfois et auxquels les malades livrés à eux-mêmes ne savent pas résister.

Ces écarts sont d'autant plus préjudiciables que les malades n'en comprennent pas toujours les fâcheuses conséquences, et ont des tendances à s'y livrer dès qu'ils se sentent améliorés, alors qu'au contraire, ils doivent tout faire pour assurer le bénéfice déjà réalisé par la cure.

Puis au sanatorium le malade s'instruit beaucoup mieux de tout ce qu'il doit savoir, grâce aux leçons de choses qu'il reçoit à tout instant, et il trouve enfin, dans la vie en commun le moyen de supporter sans trop d'ennui, un traitement qui en somme est assez long et parfois un peu monotone.

Nous faisons donc des vœux ardents non seulement pour que des sanatoria soient promptement édifiés en France et puissent recevoir bientôt nos tuberculeux indigents, mais pour que des établissements de même genre soient créés et construits à l'usage des malades riches, encore obligés actuellement de s'expatrier pour trouver les installations et le traitement qui leur conviennent.

CHAPITRE V

BASES SCIENTIFIQUES POUVANT DIRIGER LES RECHERCHES DU TRAITEMENT DE LA TUBERCULOSE

LE TERRAIN TUBERCULEUX

L'exposé sommaire que nous venons de faire des louables efforts dépensés par les expérimentateurs et les médecins pour arriver à trouver le meilleur traitement de la tuberculose nous montre tout ce qu'il reste encore à faire dans cette voie.

Si les méthodes et procédés thérapeutiques les plus divers ont été essayés dans toutes les conditions possibles, si on a fait beaucoup, déjà, pour arriver à la découverte du remède tant désiré et si nécessaire, on ne peut pas se vanter d'avoir réussi; malgré tout, on en est encore, ou à peu près au même point. On a pu constater que l'interprétation exacte des résultats obtenus, que l'observation des faits et l'épreuve méthodique des médications qui semblaient devoir donner les plus légitimes espérances, ne permettent pas de dire aujourd'hui plutôt qu'hier que le bon pas est fait.

Dans tout ce qui a été tenté, il y a à tenir compte d'un facteur important qui donne à la tuberculose une allure assez particulière et peut conduire aux erreurs d'interprétation les plus sérieuses ; c'est la tendance qu'elle a à guérir spontanément et par les seuls efforts de la nature; c'est aussi la facilité avec laquelle on parvient à influencer sa marche, son évolution et ses diverses manifestations cliniques.

Aussi avons-nous vu qu'il n'est pas d'intervention thérapeutique, médicamenteuse ou autre, qui ne compte à son actif, un certain nombre d'améliorations ou de guérisons et n'ait pu donner l'illusion du succès désiré et attendu ; mais, en fait, nous avons constaté aussi qu'aucune des méthodes employées n'a donné la certitude et la preuve qu'elle était réellement supérieure aux autres et qu'elle représentait le remède sûr avec lequel on peut avoir l'espérance de réussir toujours ou le plus souvent.

De telle sorte que, malgré le nombre considérable de méthodes et procédés antituberculeux, il nous est impossible de formuler ce qui représenterait vraiment le traitement spécial de la tuberculose.

Naturellement, dans cette appréciation, nous ne comprenons pas le traitement hygiéno-diététique, la cure d'air, de repos, de suralimentation qui, au sens exact du mot, ne constituent pas un traitement.

En effet, reposant entièrement sur le principe de la curabilité spontanée de la maladie, ces moyens secondent simplement les efforts des fonctions de défense de l'organisme, ils viennent en aide à la nature médicatrice, ils favorisent la tendance naturelle que le tuberculeux peut avoir à guérir ; mais ils n'interviennent pas directement, ce sont des adjuvants mais rien de plus.

En faisant donc abstraction de la cure hygiéno-diététique qui, actuellement est le procédé de choix, mais ne s'applique qu'aux tuberculoses pulmonaires peu avancées, on est autorisé à dire que tout est encore à faire dans la recherche du remède de la terrible maladie.

La solution du problème est tout entière à chercher ; on en est encore à espérer en l'avenir et à attendre la médication spécifique de la tuberculose.

Assurément, la tâche est des plus difficiles et, d'après tous les efforts déjà dépensés, on serait presque tenté d'enlever toute espérance à qui voudrait s'y consacrer. Mais ce serait un aveu de faillite déplorable, que les progrès incessants de la science n'autorisent pas et que l'on ne saurait même pas tolérer car, ce serait un crime que d'enlever à tous ceux que la phtisie épouvante la confiance et l'espoir qu'ils ont en la médecine.

Tous les encouragements doivent aller au contraire à ceux qui voudront et, pourront se consacrer à l'étude des moyens de guérison de la tuberculose.

Voilà pourquoi, après avoir songé à mettre à la disposition des tuberculeux de la classe pauvre le seul moyen rationnel que l'on possède aujourd'hui de combattre efficacement la tuberculose pulmonaire au début, en créant un sanatorium pour adultes, l'Œuvre lyonnaise des tuberculeux a pensé aux différentes formes de tuberculose qui ne sont encore justifiables d'aucun remède sûr et à tous les malheureux qui, malgré des soins multiples, donnés dès les premières atteintes du mal et avec tout le dévouement possible, meurent quand même de la phtisie. Pour cela elle a fondé un Institut spécial de recherches comprenant une série de laboratoires dont les efforts seront associés à ceux de la clinique pour poursuivre des travaux et des recherches expérimentales sur le traitement et les moyens de guérison de la tuberculose.

Incontestablement c'était le meilleur moyen de faciliter la tâche des chercheurs, et cette création représente la réalisation la plus complète de ce que l'on pouvait désirer pour essayer d'atteindre si possible le but proposé.

Nous aurons à parler plus loin de cet Institut antituberculeux qui aura pour directeurs scientifiques M. le Professeur Arloing et M. le Docteur Guinard, mais auparavant il nous paraît logique de faire connaître la voie dans laquelle seront surtout engagés les travaux qui y seront poursuivis.

Dans une conférence faite à Lyon et dans un mémoire présenté au Congrès de Naples et publié dans «*l'Œuvre antituberculeuse*» M. Guinard a exposé très clairement ce programme. Nous nous proposons de le reprendre ici en indiquant les notions essentielles qui lui ont servi de bases et qui sont puisées dans la conception du rôle important du terrain dans l'évolution de la tuberculose.

La tuberculose, d'après l'opinion universellement acceptée, est une maladie spécifique, contagieuse et inoculable, due au bacille de Koch. Cet élément microbien doit vraisemblablement ses propriétés pathogènes aux toxines qu'il sécrète et aux effets de ces toxines sur les fonctions et les tissus.

Mais la graine, le germe n'est pas tout ; c'est encore une vérité incontestée, mais dont il ne faut pas se servir, cependant, pour nier la spécificité du bacille, douter des dangers du contage et se rire, comme le fait

M. Jacquet, de l'orientation actuelle de la prophylaxie antituberculeuse et des faibles mesures prises jusqu'ici par les administrations.

Le germe n'est qu'un des facteurs de la maladie, le terrain en est un autre au moins aussi important, et l'on a peut-être exagéré la valeur du premier au détriment de celle du second. S'il est des esprits qui ont exagéré la valeur du contage qui, nous le reconnaissons, se trouve partout, il y a pourtant des dissidents qui ont fait entendre des protestations contre l'absolutisme des contagionnistes. Ceux-ci estiment que la préoccupation de détruire le bacille nous a fait perdre trop souvent de vue l'objectif véritable de la thérapeutique : augmenter la résistance vitale de l'organisme et prémunir l'individu contre les causes de la déchéance. C'est ainsi que le docteur Leudet (Société de médecine de Paris, 1893), constate avec une sorte de regret, que la découverte de Koch a changé le cours des idées. Son opinion personnelle est que, même si l'on admet l'influence initiale du microbe, il y a lieu de compter pour beaucoup les réactions, les résistances, les révoltes physiologiques ou pathologiques, générales ou locales de notre organisme. On en voit une preuve même dans le retard parfois si long que met à éclater la phtisie héréditaire chez ceux qu'elle a marqués de son empreinte.

On en voit une preuve dans la tuberculose expérimentale qu'on ne peut identifier à la tuberculose clinique; comme le dit M. Leudet : *le laboratoire fait du tubercule, il ne fait pas de la phtisie.*

On en voit encore une preuve chez les malades que l'on a appelés des phtisiques gras, et dont Laënnec, Grancher; Bouchard ont décrit l'aspect. A quoi faut-il attribuer chez ces tuberculeux la conservation de l'état général : ou à la qualité du bacille, ou à celle du terrain.

A la qualité du bacille, c'est douteux, car, expérimentalement, on ne peut qu'avec beaucoup de difficultés exalter ou diminuer la virulence de l'agent pathogène (Thèse de Denis, Lyon, 1894 : la virulence est toujours la même pour les tuberculoses pulmonaires). De plus, cliniquement, on voit souvent les membres d'une même famille, offrant une résistance organique à peu près égale et ayant contracté leur tuberculose à la même source, présenter chacun une maladie d'évolution différente. Le terrain offert par le malade a donc une importance beaucoup plus considérable.

Il semble donc que l'on ait exagéré la valeur de la découverte de Koch en tant qu'apport à nos connaissances en phtisiologie. On a perdu un peu de vue la grande question de terrain pour ne se préoccuper que de détruire le bacille. Du reste, l'expérience, nous l'avons vu dans les précédents chapitres, est là pour montrer que les médications fondées sur cette donnée, n'ont encore fourni que de très pauvres résultats.

Il faut, pour que le germe, quel qu'il soit, fructifie, un certain consentement de l'organe récepteur. En d'autres termes, il faut un terrain préparé.

Il est bien certain que le bacille de Koch est partout, que les tuberculeux nous entourent et nous menacent; nous introduisons tous plus ou moins de germes dans nos narines, dans nos voies respiratoires et, certes, si nous sommes ensemencés, nous ne devenons pas tous tuberculeux.

D'autre part, un nombre considérable d'individus ont eu, à certains moments de leur existence, à subir les attaques de la maladie, mais lui ont résisté naturellement et n'en ont conservé que quelques lésions reconnues seulement beaucoup plus tard à la nécropsie.

Tout ceci est parfaitement exact ; nous vivons sous la perpétuelle menace de la contagion, mais ne deviennent tuberculeux que ceux qui sont *aptes* à le devenir.

Ceci n'enlève rien à l'importance du bacille et aux dangers du contage et ce n'est certainement pas en réduisant la valeur des mesures prophylactiques qu'on atténuera les effets de la contagion.

Mais en fait, puisqu'il y a des prédisposés, quels sont les caractères qui peuvent les stigmatiser ?

Les causes qui préparent le terrain sont extrêmement nombreuses ; en donner une longue énumération serait dépasser le but de notre travail.

Une première classe de prédisposés peut comprendre les *prédisposés physiologiques* ; ce sont les scrofuleux, les gens porteurs de taches de lentigo, de scapulæ alatæ, et par dessus tout les roux. Ils sont déja signalés par Hippocrate.

« La phtisie dit-il, sévit sur les hommes dont le corps « est glabre, ceux dont la peau est blanchâtre, dont la « couleur est un peu rouge, la chair molle et boursou- « flée, les omoplates saillantes ». Pour ce qui est des roux, Hardy et Béhier écrivent en 1846 «Si l'on en croit certaines recherches récentes, la plupart des personnes rousses auraient des tuberculoses pulmonaires. » Landouzy prétend que sur cent roux, particulièrement du *type vénitien*, il a trouvé quatre-vingt-dix-huit tuberculeux.

Il a soigné à la Charité, sept infirmiers roux et tous sept pour tuberculose.

Les *prédisposés pathologiques* ou *acquis* parurent une classe assez nombreuse.

L'alcoolisme peut être cité en première ligne, ainsi qu'il résulte de nombreux faits cliniques et de nombreuses expériences. L'alcool débilitant l'organisme ouvre une voie d'entrée au germe tuberculeux.

Les diabétiques sont aussi prédestinés à la phtisie, et chez eux la maladie évolue avec une gravité exceptionnelle. La clinique le démontre amplement et l'expérimentation est venue en donner la preuve. M. L. Guinard, inocule soixante cobayes, avec le produit d'une culture pure de bacilles tuberculeux sur pomme de terre, et les divise en deux lots de trente. Les animaux de chaque lot reçoivent exactement la même alimentation, mais, à la ration de chacun des trente cobayes d'un des lots, on ajoute la dose moyenne de 10 à 12 grammes de sucre par jour.

Pendant le cours de l'expérience, l'examen attentif des animaux montre que ceux qui mangent du sucre dépérissent plus rapidement que les témoins et que, chez eux, la maladie paraît évoluer avec plus de gravité.

Un mois après l'inoculation, on injecte à 30 de ces cobayes *(15 de chaque lot)* 1/15e de centimètre cube de tuberculine brute.

Dans les vingt-quatre heures qui suivent l'injection, 14 animaux meurent, *dont 11 appartenant à la série qui mangeait du sucre.*

Quarante-huit heures après, par suite de décès excessifs, il ne reste que 31 cobayes des 60 inoculés de tuberculose : 12 de la série qui reçoit du sucre et 19 témoins.

A 29 de ces animaux tuberculeux, comprenant les 12 premiers, on injecte encore 1/15e de centimètre cube de tuberculine brute.

Dans les six premières heures qui suivent, neufs cobayes sont tués par la tuberculine,*dont 7 du lot qui a mangé du sucre*, et les choses marchent de telle façon que, dans les 12 heures suivantes (18 heures après la tuberculinisation) il y a 22 cobayes morts, y compris les 12 animaux qui recevaient du sucre. — Toutes les autopsies ont été faites et ont révélé l'existence de la tuberculose.

Landouzy indique encore comme prédisposés les variolisés les trachéotomisés, et il est d'expérience courante (Chauvain Th. de Paris 1897) que les syphilitiques, les personnes qui relèvent d'une maladie infectieuse comme la grippe, la rougeole, la coqueluche, la diphtérie, sont plus disposées à prendre la tuberculose que celles qui n'offrent pas au contage un terrain débilité.

Il est donc notoire que certaines affections donnent à l'organisme une sorte d'empreinte, modifient le terrain dans tel ou tel sens si bien qu'il présente un point faible et n'est pas en état de lutter contre la maladie.

S'il y a des prédisposés, il y a aussi des individus qui peuvent être considérés comme presque *réfractaires*. Ce sont les chlorotiques et les arthritiques.

Il paraît démontré que le sol arthritique se prête mal à la culture du bacille de Koch. Pourquoi ? Question de qualité de terrain probablement. Etudions donc les qualités de ces deux terrains et comparons-les :

Si l'on examine les urines et les urines sont la lessive du corps (Fourcroy), d'enfants issus de mères tuberculeuses indemnes de lésions bacillaires, cas de tuberculisables, on note que la toxicité en est généralement accrue.

Au contraire, le carbone tombe par kilog. à 0,17 au lieu de 0,25 ; il en est de même de l'urée. Le rapport d'Albert Robin de l'azote de l'urée à l'azote total est de 0,8 chez les sujets sains et de 0,72 chez les descendants de bacillaires (Charrin, Congrès de la tuberculose, 1898).

L'analyse des gaz de la respiration fournit 0,28 à 0,44 d'acide carbonique par kilog. et par heure chez les individus normaux, et 0,12 à 0,15 chez les tuberculisables. On constate un même déficit pour l'eau de respiration.

L'assimilation est aussi entravée : 0,15 centig. d'azote dans les fèces au lieu de 0,03 chez les sujets sains (Guillemonat).

Pour Papillon (thèse de Paris, 1892), la faiblesse de la pression artérielle serait aussi un indice précoce de tuberculose, elle ne doit pas être inférieure pour l'artère radiale à 13 centimètres de mercure.

Nos échanges organiques se faisant sur une base cellulaire qui se compose d'un côté de matières minérales, de l'autre de matières azotées, il est intéressant d'étudier la proportion de ces principes chez les tuberculeux, d'autant plus qu'il est de fait que la composition chimique d'un organisme favorise ou non l'éclosion d'une maladie.

A. Robin a constaté que dans l'état physiologique l'azote total est toujours au-dessous de la somme totale de la matière minérale, et que plus il s'en rapproche, plus l'organisme se déminéralise. Quand l'azote total est supérieur à la matière minérale, la vie est compromise.

Or Gaube (Bull. gén. de thérapeuthique, 1896) donne comme composition normale :

Azote.....................	15,24
Matières minérales.........	18,50

Chez les tuberculeux, on a :

Azote.....................	10,11
Matières minérales.........	9

Le terrain tuberculeux est donc déminéralisé. De plus l'urine du bacillaire ne contient que 2,90 de chlore pour 6,65 que comporte un sol normal. Le volume total de l'urine est diminué ainsi que les phosphates. Seuls la potasse et la chaux augmentent.

Enfin, l'acidité totale de l'urine *diminue*, Or, elle est le reflet de l'état plus ou moins prononcé de l'alcalinité du sang, et cette hypoacidité ne doit pas nous étonner, puisque le sol est déminéralisé.

Le *sol arthritique* représente :

En azote	14,58	au lieu de	15,24
En matières minérales .	24,78	—	18,50

et est de plus riche en chlorures aux dépens de la soude et de la magnésie.

Tandis que l'homme normal produit 0,74 d'azote pour 1 gramme de matière minérale, l'arthritique n'en produit que 0,546. Il faut donc un temps plus long pour produire la même quantité d'azote, d'où l'expression de ralenti de la nutrition de Bouchard,

L'arthritique *se surminéralise*, le tuberculeux *se déminéralise.*

De plus, l'arthritique aura bien entendu de l'*hyperacidité urinaire.*

En somme :

Terrain tuberculeux : Déminéralisé, pauvre en chlorures aux dépens de la chaux et de la potasse. Hypoacide.

Terrain arthritique: Surminéralisé, riche en chlorures aux dépens de la soude et de la magnésie. Hyperacide.

Tels sont les terrains que nous avons à mettre en opposition. Leur antagonisme a d'ailleurs été bien vu depuis longtemps. Morton, Musgrave l'ont signalé. Pidoux est tout aussi affirmatif : « La présence de l'élément arthritique chez un phtisique, imprime à la phtisie une résistance et un retard d'évolution remarquables. Il y a dans ce cas une sorte d'antagonisme entre l'arthritisme et la tuberculisation, à tel point qu'un arthritisme franc et vigoureux exclut la tuberculisation, et que dans le traitement de la phtisie on doit chercher par dessus tout à provoquer les reliquats arthritiques, pour retarder la marche de la tuberculisation ».

Cotton, sur mille phtisiques, n'a observé que six rhumatisants.

Ainsi, l'antagonisme est flagrant entre ces deux affections. A quoi l'attribuer si ce n'est à la qualité du terrain, si ce n'est à la non-réceptivité de la tuberculose par un organisme surminéralisé comme celui du rhumatisant ?

Cette influence de la déminéralisation sur les variations de la résistance et des modifications de l'économie est d'ailleurs démontrée expérimentalement ainsi qu'il ressort d'une communication de MM. Charrin, Guillemonat et Levaditi à l'Académie des Sciences faite le 29 juillet 1899. Ces auteurs ont injecté pendant plusieurs mois, à des séries de lapins, des sels de soude ; à d'autres séries, des acides : puis ils ont inoculé à tous une dose égale d'une culture de bacille pyocyanique déterminant la mort des témoins en deux ou trois jours ; or les animaux acidifiés ont péri au bout de 18 à 48 heures, tandis que les minéralisés ont survécu de une à quatre semaines.

Dans ces recherches il ne s'agit pas, il est vrai, du bacille de Koch, mais dans l'ordre général, elles prouvent qu'un organisme minéralisé, résiste mieux qu'un autre.

Les raisons de cette influence du terrain sur le développement de la tuberculose ont encore été bien signalées dans la thèse de Rancoule (Montpellier 1898).

Chez l'arthritique, puisque les combustions sont ralenties, entravées, il parait rationnel de voir dans les milieux, dans les cellules, les humeurs, dans tout l'organisme un terrain impropre au développement du bacille de Koch. C'est donc dans l'antagonisme des terrains qu'est la différence de réceptivité de tout temps signalée.

Il en résulte que :

Pour rendre le terrain tuberculeux plus résistant il faudra lui fournir ce qui lui fait défaut, or c'est ce qui est en trop chez l'arthritique.

On pourra essayer pathogéniquement la minéralisation de l'organisme par l'introduction dans le milieu intérieur des sels en excès dans l'organisme du ralenti de la nutrition.

« Malheureusement, dit Sarda au congrès de Médecine de Montpellier, ces mouvements d'assimilation et de desassimilation ne peuvent pas être règlés par nous comme les mouvements de décomposition et de recomposition dans une cornue. Toutefois les résultats obtenus permettent d'espérer que l'on pourra dans un avenir rapproché, non pas supprimer la tuberculose mais en rendre l'évolution lente et l'envahissement moins étendu par une médication dont le résultat sera de rapprocher le serum des tuberculeux de celui des arthritiques.

En somme, un principe essentiel ressort de tout ce que nous venons de voir, c'est que, en matière de contagion tuberculeuse, la qualité du terrain joue un rôle extrêmement important, et que dans les conditions *normales* de transmission et d'évolution de la maladie, la réceptivité du sujet ou sa non réceptivité peuvent être considérées comme facteurs *prépondérants*.

M. Bouchard a insisté beaucoup sur la part de l'organisme, du terrain par conséquent, dans la genèse des éléments de défense ; il a dit qu'au nombre des procédés qu'utilise l'organisme pour lutter contre les microbes pathogènes, figurent certaines propriétés des humeurs, ajoutant que, parmi ces propriétés humorales, il en est qui sont favorables ou défavorables à la vie, à la pullulation ou à l'activité sécrétoire des microbes.

Au fond, tous ces changements, toutes ces aptitudes ou inaptitudes dérivent de modifications plus ou moins profondes et durables de la nutrition, de telle sorte que, même le traitement rationnel hygiéno-diététique dont nous avons parlé, tout converge vers l'idée fondamentale qu'il peut se faire des conditions de prédisposition, de résistance, de défense et de guérison de la tuberculose.

Le but logique à atteindre serait donc de changer le terrain tuberculisable, de pouvoir produire le terrain qui résiste au bacille et à l'injection.

Et en fait, pourquoi, par exemple, n'essayerait-on pas de constituer artificiellement un terrain aussi défavorable que le terrain arthritique ?

Pidoux y avait pensé, Boureau l'a tenté, par l'administration de phosphate et de tanno-phosphate de créosote.

Rionka, de Berlin, prétend bien avoir produit expérimentalement la goutte sur des poules exclusivement nourries avec de la viande hachée et débarrassée des graisses et des tendons !

D'ailleurs mettant à profit une autre des notions précédentes, le Dr Morard a préconisé la minéralisation par les injections salines dans la tuberculose.

Sa solution ne contient pas seulement du chlorure de sodium, mais aussi les divers éléments salins présents dans l'économie, elle comprend :

Phosphate de soude	5	grammes
— de potasse	5	—
Chlorure de sodium.	4	—
Sulfate de soude.	20	—
Eau distillée.	200	cent. cubes.

Des expériences faites par M. Morard il semble résulter que les injections salines sous cutanées faites à petite dose, paraissent avoir retardé chez le cobaye la marche du processus tuberculeux dans la moitié des cas environ.

La dose injectée est d'environ de 2 à 5 centimètres cubes par jour et par kilogramme d'animal. Des expériences cliniques n'ayant pas été faites car elles sont dangereuses, rien ne nous autorise à croire qu'on obtiendra de pareils résultats chez l'homme. Cependant l'identité des effets de la méthode est possible et l'idée est fort logique toutefois !

C'est une tentative rationnelle et qui méritait d'être signalée.

En somme, d'après tout ce que nous venons de voir, on est autorisé à penser que tout procédé qui aura pour résultat de modifier le terrain tuberculisable et de lui imprimer les caractères du terrain réfractaire ou du terrain qui résiste, pourra conduire à la découverte d'un traitement très rationnel et efficace de la tuberculose.

C'est à cette conception très ancienne que s'est arrêté M. Guinard et dans laquelle ont été puisées les bases fondamentales du programme de recherches qui sera d'abord poursuivi à l'Institut antituberculeux.

Par conséquent l'importante notion du terrain, depuis si longtemps admise en matière de réceptivité pathogène et si bien mise à profit par le professeur Landouzy dans l'indication précise des prédispositions tuberculeuses, va servir de pivot à l'étude et à la recherche des moyens de guérison de la maladie.

Nous pensons qu'il y a là un principe à approuver sans réserve, qui peut être fécond en résultats heureux, et c'est ce que nous nous sommes efforcé de démontrer dans l'exposé que nous venons de faire des différents traitements de la tuberculose.

Voici donc le problème, tel qu'il est posé:

Connaître à fond. d'une part. les caractères et qualités de l'organisme prédisposé ou infecté, d'autre part, les caractères et qualités de l'organisme en état de résistance, pour, à l'aide de médicaments ou tout autre moyen, modifier les uns et réaliser les autres.

C'est le but que veulent se proposer d'abord les chercheurs à qui seront confiés les travaux de l'Institut antituberculeux d'Hauteville.

CHAPITRE VI

L'INSTITUT ANTITUBERCULEUX D'HAUTEVILLE

Lors de la création de l'Œuvre du sanatorium lyonnais par M. Félix Mangini et M. Dumarest il fut décidé, sur la proposition de M. H. Sabran, qu'un laboratoire d'études serait annexé au sanatorium et placé sous la direction scientifique de M. le professeur Arloing. Dans ce laboratoire, les médecins devaient trouver les moyens de faire toutes les recherches expérimentales, pouvant contribuer à l'étude de la tuberculose en profitant surtout du champ immense d'observation qui allait être fourni par les malades en traitement au sanatorium. Cette idée était excellente et devait être rappelée tout d'abord, car c'est sur ce laboratoire qu'est venu prendre assise l'Institut antituberculeux qui, par l'extension du but primitivement proposé, a pris les allures d'un établissement bien spécial et d'un genre tout nouveau.

On ne saurait, d'ailleurs, d'après ce que nous allons voir, le considérer comme une copie de l'Institut bactériologique installé à l'hôpital impérial de Tokio et dirigé par le professeur Kitasato.

En effet, d'après ce que nous avons vu dans les chapitres précédents, l'étude expérimentale de la tuberculose et de ses moyens de guérison est extrêmement complexe ; les sciences bactériologiques seules, bien que d'une importance capitale, ne sauraient y suffire et les nombreux problèmes qui se posent doivent, pour être résolus, emprunter tout à la fois les ressources également précieuses de la physiologie, de la chimie biologique et pharmacodynamique, de la thérapeutique physiologique et appliquée, voire même de l'anatomie pathologique.

Ces différentes sciences ont déjà fourni des documents précieux, mais leurs efforts dépensés dans des directions diverses, par des chercheurs travaillant chacun dans un champ particulier et à des points de vue assez spéciaux ont peut être manqué de la coordination nécessaire pour le maximum de résultat qu'ils peuvent fournir.

Aussi a-t-il semblé à M. Guinard, qu'en présence d'une aussi grave question que celle de la tuberculose, il y aurait un immense intérêt à voir se réaliser une *spécialisation* et une adaptation complète de toutes les sciences expérimentales précédentes aux études exclusives de tout ce qui a rapport à la tuberculose et à son traitement.

C'est ce qui lui a donné l'idée de la création non pas d'un laboratoire, mais d'un groupement de laboratoires qui, réunis en un Institut spécial de recherches, seraient exclusivement consacrés à la tuberculose et à l'étude de ses moyens de guérison.

Une semblable création nécessitait des ressources considérables et une organisation matérielle des plus coûteuses ; aussi ne disposant d'aucun moyen pour la faire aboutir, M. Guinard eut la bonne fortune de trouver en

M. Fleury Ravarin, un collaborateur éclairé qui voulut bien se charger de lui faire prendre un corps.

L'étendue des ravages de la tuberculose et le péril immense qui en résulte pour la société, étant des arguments suffisants à faire valoir au parlement, M. Ravarin, la question étant bien étudiée, prit le parti de demander aux Chambres le crédit suffisant pour créer et construire le premier Institut antituberculeux, dont il se proposait d'ailleurs de demander la construction, au voisinage du premier sanatorium français, ouvert aux tuberculeux pauvres.

Mais le projet qui, sans aucun doute, aurait pu traîner longtemps, comme toute question soumise à un vote législatif, entra promptement dans la phase d'exécution, grâce à la généreuse initiative de l'Œuvre lyonnaise des tuberculeux indigents et de M. Félix Mangini, son Président.

Mis au courant du projet de MM. Guinard et Ravarin et comprenant du même coup toutes les difficultés de réussite qu'il pourrait rencontrer, en raison de la somme considérable à obtenir de l'Etat, M. Mangini, au nom de l'Œuvre lyonnaise des tuberculeux, a accepté spontanément et avec un esprit de générosité qui lui fait le plus grand honneur, les charges de la fondation, de la construction et de l'organisation de l'Institut antituberculeux.

Il a seulement laissé à M. Ravarin le soin de demander à l'Etat une dotation annuelle suffisante pour assurer son existence et son fonctionnement.

Ainsi a-t-il été fait ; et, actuellement, grâce à la généreuse initiative des hommes de bien qui sont à la tête de l'Œuvre du Sanatorium lyonnais, la création de l'Institut antituberculeux n'est plus un projet. La construction des laboratoires est complètement achevée et, dans un voyage que nous avons fait récemment à Hauteville, nous avons pu visiter les grands et beaux bâtiments de l'Institut, nouveaux remparts scientifiques édifiés pour la lutte contre la tuberculose.

Espérons que l'Etat suivra l'exemple admirable qui lui est donné par l'initiative privée et qu'il ne ménagera pas ses encouragements et son appui financier à ceux qui n'ont reculé devant aucun obstacle pour faire le bien.

L'Institut a d'ailleurs reçu depuis, de la part des Commissions scientifique et parlementaire qui ont eu à s'en occuper, l'accueil le meilleur et l'approbation la plus entière.

On pourra en juger d'abord, par le vœu suivant, adopté à l'unanimité par la seconde sous-commission de la tuberculose, en sa séance du 9 mars 1900, tenue à la Faculté de Médecine de Paris, sous la présidence de M. Brouardel.

« M. Sabran propose à la Sous-commission d'approuver le projet d'adjoindre au sanatorium d'Hauteville, comme complément indispensable, un Institut antituberculeux et d'émettre le vœu que ce projet soit recommandé à l'attention du Gouvernement.

« Plusieurs Membres expriment la pensée que ce vœu doit être adopté et devrait même être formulé pour tout sanatorium contenant au moins cent lits.

« M. Monod estime qu'il y a lieu de limiter le vœu à l'Institut projeté pour le Sanatorium d'Hauteville, en faisant observer que pareil vœu ne doit être émis que dans des conditions ne laissant aucun doute sur l'organisation et le fonctionnement de l'Institut. Or, en ce qui concerne l'Institut d'Hauteville, toutes les garanties sont données, tant au point de vue de l'administration du sanatorium que du personnel désigné pour diriger l'Institut.

« Conformément à cet avis, la sous-Commission approuve le projet de la création d'un Institut antituberculeux adjoint au Sanatorium d'Hauteville, et recommande ce projet à la bienveillante attention du Gouvernement ».

Du côté de la Commission d'hygiène parlementaire, M. Audiffred, député de la Loire, dont le dévouement inépuisable est depuis longtemps acquis aux œuvres destinées à combattre les maladies contagieuses, a présenté un rapport favorable qui, adopté à l'unanimité, conclut à la dotation annuelle de l'Institut par l'État. Enfin, au Congrès de la tuberculose tenu à Naples au mois d'avril dernier, l'annonce par M. Guinard, de la création de l'Institut antituberculeux, a reçu un accueil enthousiaste, et l'assemblée, présidée par le professeur de Renzi, a voté à l'unanimité l'envoi d'une dépêche de félicitations à l'Œuvre lyonnaise des tuberculeux. Cette dépêche, adressée à M. le Professeur Arloing, exprime toute la confiance que donne au corps savant, l'organisation scientifique d'Hauteville.

Sous de tels auspices l'Institut antituberculeux n'a plus qu'à s'engager franchement dans la voie qui lui est tracée et nous ne doutons pas qu'il parvienne à réaliser les grandes espérances que l'on fonde sur lui.

L'établissement est construit au-dessus du sanatorium,

dont il est séparé par la route d'Hauteville à Hotonne et à une distance suffisante pour avoir sa complète indépendance.

Sa façade, de plus de 60 mètres de long, est orientée au sud-ouest, et a vue sur le plateau d'Hauteville dans la direction du village de Cormaranche.

La construction comprend un corps de bâtiment principal de trois étages sur lequel se trouve détaché, en avant, un bâtiment de quatre étages très vaste et très spacieux.

A l'étage inférieur, rez-de-chaussée, dont l'extrémité sud-est est en sous-sol, se trouve au nord une grande pièce, dépendance du laboratoire de chimie biologique communiquant de plein-pied avec une terrasse où sera édifié un petit pavillon d'analyse en plein air. Les deux autres pièces seront des annexes, l'une du laboratoire de chimie, l'autre du laboratoire de physiologie expérimentale et de pharmacodynamie.

Au premier étage se trouvera un grand laboratoire de chimie, communiquant d'un côté avec un laboratoire particulièrement destiné, par son aménagement spécial, aux analyses des gaz et aux expériences de calorimétrie, de l'autre côté avec une chambre où seront placés les balances et les différents appareils de spectroscopie, de polarisation, saccharimétrie, etc. Au delà et directement en rapport, par une double porte, avec l'annexe où seront logés les sujets d'expérience, sera installé le laboratoire de physiologie et de médecine expérimentale, communiquant avec une grande salle spécialement destinée aux appareils enregistreurs.

Au deuxième étage, dans l'aile nord, un beau

laboratoire composé de trois pièces, destiné à la bactériologie; dans l'aile sud, la salle d'examen microscopique, pour la bactériologie et l'anatomie pathologique, et un grand laboratoire où se feront les préparations de pièces, de bouillons et autres milieux de culture,ainsi que la plupart des manipulations inhérentes à ces travaux.

En plus de ces services généraux, l'Institut comprend encore un laboratoire cabinet de travail pour les directeurs, et une grande salle, située dans le bâtiment antérieur, où seront installées la bibliothèque et les archives de l'établissement.

Le logement des animaux d'expérience comprend un chenil, un clapier et, séparées par une petite cours, des écuries pour les grands animaux, chevaux, bœufs, chèvres, moutons, etc.

Cette organisation très complète dont notre description sommaire ne peut donner qu'un aperçu assez imparfait, pourra donner les meilleurs résultats, car pour le cas particulier de la tuberculose elle réalise une spécialisation absolue d'hommes et de moyens d'étude, et a l'avantage de placer un foyer actif de recherches scientifiques à côté d'un sanatorium, dans un pays destiné à devenir un centre important de phtisiothérapie.

Il ne nous reste plus qu'à donner maintenant l'indication du programme des travaux qui seront poursuivis à l'Institut antituberculeux, programme entièrement conçu d'après les données scientifiques que nous avons exposées dans le chapitre précédent et qui nous ont prouvé que l'ensemble des efforts devaient aboutir tout d'abord à la détermination, aussi exacte que possible, des caractères et qualités du terrain tuberculeux.

Aux laboratoires de Physiologie, secondés par les laboratoires de Chimie biologique, on poursuivra toutes les recherches relatives à la connaissance de l'organisme tuberculisable ou tuberculisé. Par l'observation du malade, aidée de l'expérimentation sur les animaux, on s'efforcera d'analyser toutes les modifications physiologiques, chimiques et pathologiques des organes et des humeurs, modifications de la nutrition et modifications fonctionnelles, chez les sujets en puissance de tuberculose ou en état de résistance.

L'ensemble de ces travaux, qui seront longs et minutieux, doit conduire à la connaissance aussi complète que possible du terrain tuberculeux.

A propos des recherches physiologiques, nous pouvons rappeler qu'au mois de mai 1900, MM. Hirtz et Brouardel ont constaté que les tracés pneumographiques des malades atteints de tuberculose pulmonaire chronique se présentent avec des caractères spéciaux dès le début de l'affection, caractères qui persistent pendant toute la durée de l'évolution des lésions.

Au laboratoire de Thérapeutique physiologique et de Pharmacodynamie, on étudiera tous les procédés, traitements et remèdes divers, capables de renforcer ou de créer l'*état de résistance*. On s'intéressera à l'analyse des modifications imprimées à l'organisme et au terrain, par les divers agents physiques, diététiques ou médicamenteux, employés dans la lutte contre la tuberculose.

La direction qui sera donnée à la plupart des travaux du laboratoire de thérapeutique physiologique dépendra beaucoup des résultats obtenus dans les recherches de physiologie et de chimie biologique.

Les laboratoires de Bactériologie auront des services immédiats à rendre au sanatorium, pour compléter l'examen clinique des malades ; mais ils auront de plus à fournir, à l'expérimentation, les cultures et produits microbiens qui seront utilisés dans les recherches et devront même être étudiés.

Le rôle des associations microbiennes, dans la constitution ou la préparation du terrain tuberculeux et dans les infections secondaires, étend le champ des investigations auxquelles participeront activement les laboratoires de Bactériologie.

Les études d'hygiène trouveront naturellement leur place dans ces laboratoires.

Au laboratoire d'Anatomie pathologique, *qui ne servira qu'à compléter certaines recherches expérimentales,* on aura à se préoccuper de toutes modifications apportées dans la nature et la marche des lésions tuberculeuses, chez les animaux, par les diverses influences et les différents agents ou remèdes utilisés dans la lutte contre l'évolution de la maladie.

D'après cet exposé on voit que le but proposé est essentiellement de faire poursuivre les observations et expériences, à l'aide de tous les moyens dont disposent la physiologie, la chimie biologique et la bactériologie en vue d'aboutir à la connaissance aussi précise que possible : 1° de ce qui constitue les qualités statiques et dynamiques du terrain organique favorable au bacille de Koch ; 2° de ce qui constitue l'état réfractaire ou de résistance.

On cherchera, après cela ou simultanément, à réaliser ce que doit être l'état réfractaire, de défense ou de résistance,

On pourra enfin remarquer que, pour la plupart de ces recherches, la chimie doit jouer un rôle des plus importants. M. Guinard estime, en effet, que cette science n'a pas encore fourni à l'étude de la tuberculose tout ce qu'elle peut et doit lui fournir, car les renseignements déjà importants que l'on possède de ce côté ne sont pas en proportion avec ce que l'on est en droit d'espérer de son concours.

Le personnel de l'Institut antituberculeux comprendra un Directeur-Inspecteur : M. le professeur Arloing ; un Directeur résidant à Hauteville : M. le Docteur Guinard ; un Chef de laboratoire de chimie biologique et pharmacodynamique, et un chef de laboratoire de bactériologie et anatomie pathologique, qui trouveront de plus des collaborateurs dévoués et éclairés dans le personnel médical du Sanatorium.

Du reste, l'Institut d'Hauteville ne sera pas un établissement fermé ; il ouvrira ses portes toutes grandes aux savants qui voudront y venir travailler et auront le loisir de poursuivre, dans ses laboratoires, les idées particulières qu'ils pourront avoir, pourvu qu'elles répondent à son but. Autant que ses ressources le lui permettront, il mettra ses moyens de travail à la disposition de tous les chercheurs et représentera ainsi, dans une certaine limite, un centre d'études où pourront converger beaucoup d'efforts, beaucoup de bonne volonté dans la lutte pour la tuberculose,

Quant aux résultats à espérer de tout cela, nous ne pouvons mieux faire, en terminant, que de reproduire exactement l'opinion exprimée à ce sujet par M. le Dr Guinard :

« Malgré tout, dit-il, nous n'avons pas la prétention de croire que nous sommes prédestinés à faire la grande découverte ; ce serait plus qu'absurde. Nous travaillerons, c'est tout ce que nous pouvons affirmer, mais nous croyons, de plus, que nous travaillerons dans des conditions exceptionnellement avantageuses. »

« Quoiqu'il arrive, et quoi qu'il fasse, l'Institut antituberculeux ne sera ni muet, ni stérile ; il accumulera sûrement des matériaux précieux, car il n'est pas d'expériences bien conduite qui n'ait sa valeur et ne donne un résultat. Quand celui que nous désirons se présentera-t-il ? C'est ce que personne n'est en mesure de dire ; mais il peut se présenter. »

« Toutefois, j'estime que si l'on n'arrive pas à la connaissance du remède cherché, on entassera des documents et des faits, qui tôt ou tard pourront y conduire, de telle sorte que, soit à Hauteville, soit dans des institutions similaires, édifiées sur le même modèle, il se pourra qu'on donne un jour le bon coup de pioche sur le filon sauveur. »

CONCLUSIONS

En faisant la somme exacte des résultats obtenus, dans le traitement de la tuberculose, par les diverses médications et les différents procédés recommandés jusqu'ici, on constate que soit par la thérapeutique médicamenteuse, l'opothérapie ou les agents physiques, soit par la toxinothérapie ou la sérothérapie, on ne peut espérer agir bien efficacement contre l'évolution et la marche de la maladie.

⁂

La plupart des médicaments employés à des titres divers, dans le traitement de la tuberculose, ne paraissent être vraiment que des adjuvants capables de modifier, momentanément, certains symptômes mais dont les effets sont susceptibles de grandes variations.

Les méthodes toxinothérapiques, quand elles ne sont pas dangereuses, sont généralement sans efficacité et les sérums dits *antituberculeux* ne se sont montrés et ne paraissent devoir être que des agents *antituberculineux*.

Les procédés qui donnentles meilleurs résultats, quand on peut les employer à temps, dans la tuberculose pulmonaire, sont tous ceux qui peuvent faciliter et favoriser les efforts de la défense organique et de la nature médicatrice ; ils sont résumés dans la formule du traitement hygiéno-diététique, dont la meilleure application est généralement faite au sanatorium.

⁂

Comme au sens exact du mot, la cure hygiéno-diététique et le sanatorium ne constituent pas un traitement, on ne commet pas une erreur en disant que le *remède de la tuberculose est inconnu.*

⁂

Dans les recherches à faire des moyens de guérison de la tuberculose, une indication précise se trouve :

1° Dans les conditions habituelles de transmission, de propagation et d'évolution du bacille de Koch ;

2° Dans la notion de *prédisposition* qui, dans cette maladie plus que dans toute autre, paraît jouer un rôle prépondérant.

⁂

C'est en nous basant sur les indications précédentes, que nous arrivons à conclure que, pour choisir la voie et la direction à imprimer aux travaux qui devront être faits, en vue de rechercher le traitement de la tuberculose, il faudra surtout s'inspirer de la conception ancienne de *l'importance du terrain*, pour, après avoir déterminé exactement les qualités de ce terrain, s'efforcer de connaître et de réaliser les qualités de celui qui résiste et de celui qui se défend.

⁂

C'est d'après ces notions essentielles qu'a été établi le programme des travaux de l'Institut antituberculeux d'Hauteville qui, de plus, dans ses recherches bactériologiques, ne doit rien négliger de ce qui pourra contribuer à la connaissance du contage, des toxines et antitoxines.

INDEX BIBLIOGRAPHIQUE [1]

ADER. — Etat actuel du traitement médicamenteux de la tuberculose pulmonaire (Th. de Paris, 1900).
ARLOING ET COURMONT. — Etude expérimentale sur la tuberculine de Koch (Annales de l'Université de Lyon, t. VI, fasc. 1er).
ARLOING, COURMONT ET NICOLAS. — Etude expérimentale sur la tuberculine TR (IVe congrès pour l'étude de la tuberculose).
ARLOING. — Leçons sur la tuberculose.

BOUREAU — Terrain tuberculeux et arthritique, 1898.
BOUCHARD — Maladies par ralentissement de la nutrition.
J. BOUNHIOL. — Etude sur la tuberculine TR (th. de Lyon, 1898).
J. BOUNHIOL. — Mauvais effets de la tuberculine TR de Koch dans le traitement de la tuberculose (IVe Congrès pour tuberc. 1898).
BOSQUIER. — La nouvelle tuberculine R et son emploi dans la tuberculose pulmonaire (thèse de Paris, 1897).

CHARRIN ET GUILLEMONAT. — Acad. des sciences, 29 juillet 1899.
CHAUVAIN. — Tuberculose chez les Variolisés (Th. Paris 1897).
CHEINISSE. — Presse méd., 17 et 31 mai, 1899.
CONGRÈS de Naples Bul. méd.. 1900, p. 404-440.
J. COURMONT. — Réflexions à propos de la nouvelle tuberculine de Koch (Province médicale, avril 1897).

DEBOVE ET ACHARD. — Traité de path. interne.
DELPEUCH. — Presse Méd., 19 juillet 1899.
DENIS. — Thèse de Lyon, 1894.

GRANCHER. — Dict. Dechambre, art. Phtisie.
GUINARD (L.). — Ravages de la tuberculose et la lutte contre cette maladie (5 novembre 1899).
GUINARD (L.). — Curabilité et traitement de la tuberculose (17 février 1900).
GUINARD (L.) — La recherche du traitement de la tuberculose, Congrès de Naples (avril 1900), et Œuvre antituberculeuse, n° 1, 1900.
GUINARD (L.). — L'oxytuberculine de Hirschfelder (in Lyon Médical, 10 juillet 1898.)

HIPPOCRATE. — Epidémies, Liv. III, traduction Littré.
HIRTZ ET BROUARDEL. — Presse méd. (19 mai 1900).

(1) Nous n'avons pas la prétention de donner la bibliographie complète des travaux parus sur le traitement de la tuberculose, mais d'indiquer seulement les principales *études critiques* auxquelles nous avons puisé.

HARDY ET BÉHIER. — Traité de pathologie interne.
HÉRARD, CORNIL ET HANOT. — Traité de la tuberculose.

JACQUET. — Œuvre antituberculeuse (31 juillet 1900).

KOCH (R.). — Sur de nouvelles préparations de tuberculine (Deutsche medecinische Wochenschrift, avril 1897).
KUSS. — Bull médical, 1900, n° 30.

LAENNEC. — Edition d'Andral, 1837.
LANDOUZY. — Sérothérapies.
— Prédispositions tuberculeuses, Revue de Médecine (10 juin 1899).
LANDOUZY. — Sérums et toxines dans le traitement de la tuberculose (IVe Congrès p. l'étude de la tuberculose, août 1898).
LECLERC — Sur le traitement de la tuberculose par la tuberculine TR de Koch (id).
LETULLE. — Recherches cliniques sur la nouvelle tuberculine de Koch (Société médicale des hôpitaux, 5 novembre 1897).
LEMOINE. — Les phtisiques gras (Pr. méd., 1900, p. 103).
LEUDET. — Soc. de médecine de Paris, 1893.

MARAGLIANO. — A propos de la nouvelle tuberculine de Koch (Communication à la Société de Biologie, 12 juin 1897).
MARFAN. — Art. Phtisie du Traité Charcot Bouchard.
MONDIELLI. — Etude sur l'oxytuberculine (Th. de Lyon, 1898).
MORTON — Phtisia ab arthritate et rhumatismo orta.
MUSGRAVE. — De arthridite anomala, Cap. XII.

NOCARD. — Traité des maladies contagieuses.

PETERS. — Sur le traitement par la tuberculine R. (Münchener medicinische Wochenschrift, 9 novembre 1897).
PIDOUX. — Annales d'hydrologie, T. X.

RANCOULE. — Thèse de Montpellier, 1899.
RIBARD. — La tuberculose est curable, 1900.
RICHET ET HÉRICOURT. — Société de Biologie, p. 1048. — 1898.
RICHET ET HÉRICOURT. — Acad. de méd., 28 nov. 1899. et Acad. des sciences, 26 février 1900.
RICHET ET HÉRICOURT. — Société de biologie, 2 et 8 juin 1900.
RIONKA. — Berliner klin. Wochenschrift, 1900.

SARDA ET VIRES. — Revue de la tuberculose, 1894.
SCHNIRER. — Pr. Méd., 4 oct. 1899.
SINIAVER. — De la valeur des sérums antituberculeux (thèse de Lausanne, 1897).
STRAUSS. — La tuberculose et son bacille.

VAQUIER. — La tuberculine TR employée chez les enfants (IVe congrès pour l'étude de la tuberculose, août 1898).

LYON. — IMPRIMERIE PERRELLON.

www.ingramcontent.com/pod-product-compliance
Ingram Content Group UK Ltd.
Pitfield, Milton Keynes, MK11 3LW, UK
UKHW021203220726
13924UKWH00003B/1297

9 782019 291372